腸活
オートミールレシピ

消化器内科医
監修　工藤あき ／ レシピ　おなつ

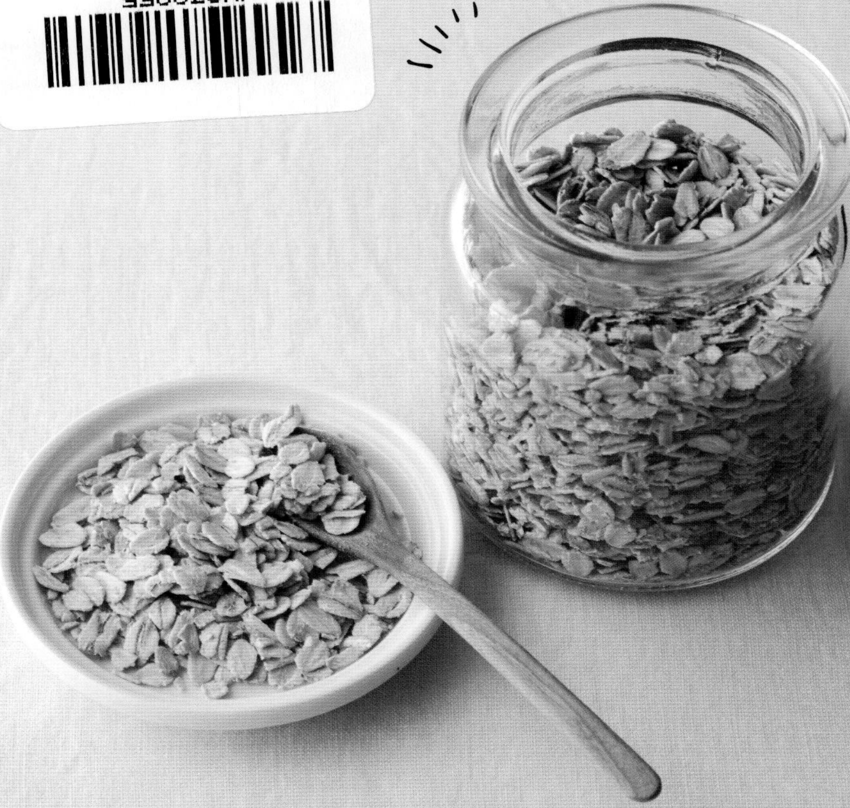

池田書店

おなつの

オートミールでダイエット&腸活

はじめまして。おなつです。

26歳のとき、結婚式のためにダイエット。そのときは、50kgまで痩せました。結婚後、在宅勤務や妊娠出産もあり、人生で一番太り、69kgに……！

産後１年が過ぎ、なんとか62kgまで痩せました。しかし、それでも子供との写真に写る自分が惨めに思うようになったり、似合う洋服がないと感じたり、鏡に映る自分に嫌気がさすように……。

そこで、「私、こんな姿と心でいいの!?」と一念発起しました！

そんなときにスーパーで見かけたオートミール。子供の離乳食に使ったことはあったものの、私にはおいしくなかった思い出が。調べると低糖質、豊富な食物繊維で痩せる、便秘も改善するらしい。今度は自分のためにと思ったのがきっかけ。こういう味付けもよさそう、この食材も合いそうなどと、レシピを考えているうちに、どんどんオートミールの魅力にハマッていきました。しかも食べはじめて１週間で1.5kg減ったのです。

痩せただけでなく、腸活効果もでています。最初は体が慣れなくて便秘にもなりましたが、そのあとは便秘知らず。肌荒れもしにくくなってきました。さらに生理痛も改善。

まだ理想の体への途中ですが、確実に結果はでてきています。無理なく続けられるオートミールのおかげ。長い目でみて、健康的に痩せたいと思っています。

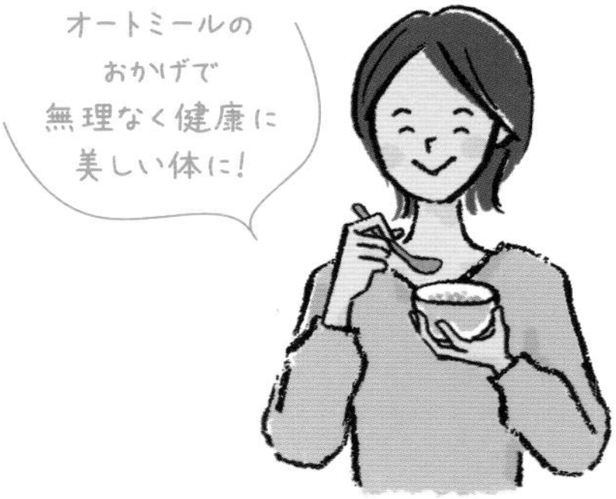
オートミールの
おかげで
無理なく健康に
美しい体に！

オートミール
スタート

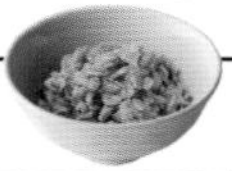

	オートミールスタート	6カ月	現在	
体重	61.25kg	→	53.65kg	-7.6kg
体脂肪率	33.8%		27.4%	-6.4%
BMI	24.2		21.0	-3.2

before

61.25kg

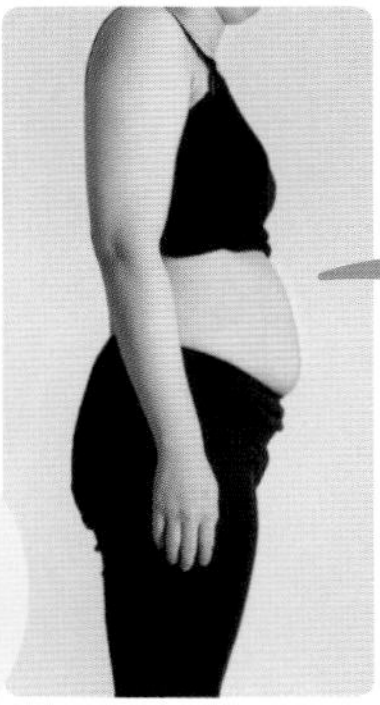

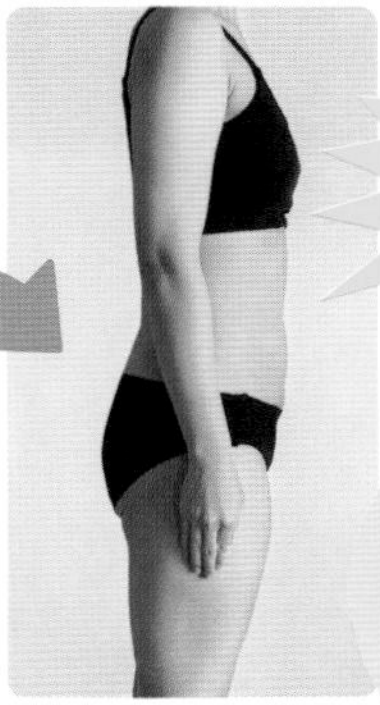

ウエスト
-20.8cm
ヒップ
-15.2cm

after

53.65kg

私が最初に作ったレシピは、シーフードリゾット（P42）。電子レンジで作れてとても簡単。しかもおいしい！　これでオートミールへの苦手意識がなくなりました。もともと料理が苦手だし、ズボラなこともあり、電子レンジで簡単にできるレシピを考えるようになりました。私なりにおいしかったレシピはInstagramで公開。思っていた以上に多くの方々に見ていただき、さらには作ってみたというコメントもいただくようになりました。

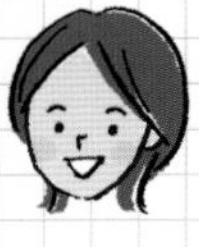

気になることを はじめに解決します!!

私のインスタグラムのフォロワーさんから「オートミールをはじめたい。でもこれってどうなの？」という質問をたくさんいただきます。そんな素朴なギモンを集めてみました。

＼多い質問！／

1 オートミールをはじめて食べるのにどんなレシピがおすすめ？

はじめて食べる方にはチキンナゲット（P94）、お好み焼き（P82）などがおすすめ。オートミールがなじんでいて、入っていることに気が付かないくらいです。

2 留学したときに食べた牛乳に浸したオートミールがまずくてトラウマに……

オートミール初体験がよくなかったという話を聞きます。おいしくなかったからもう一度食べたい気持ちにならない……。そんな方にこそ食べてもらいたいレシピをたくさん載せています。例えば味をしっかりとつけたものだと、違和感なく食べることができると思います。

3 30～50gが1食分だけど、足りるの？

乾燥した状態だと少なく感じると思います。水でふやかして加熱すると分量が増えます。レシピは、基本1食30gにしていますが、食べてみると、ほどよい満腹感が得られます。食材を足すと、さらに食べ応えがアップします。

4

種類があって、どれを買ったらいいかわからない

調理しやすく、食べやすいのはロールドオーツとクイックオーツ(P25)。オートミール初心者には、細かくなっているクイックオーツがおすすめです。スーパーなどでも購入することができます。

5

使いきれるか不安で買うのをためらっています

ネット通販では、1kgなどの分量のものを見かけます。最初に買うならば、スーパーなどで売られている300g程度のものがいいでしょう。1食30g使うので、10回分になります。乾燥しているので、日持ちもします。

6

朝食に食べて、外出先でお腹をくだしませんか？

食物繊維が豊富なので、腸が刺激され、お腹がゆるくなることがあるかもしれません。しかし個人差があり、なんともないと言う人も。気になる場合は、週末など家で過ごすときに試してみてください。

おいしく、簡単調理なのでズボラな私でも続けられています！
いっしょにオートミール生活をはじめてみましょう。

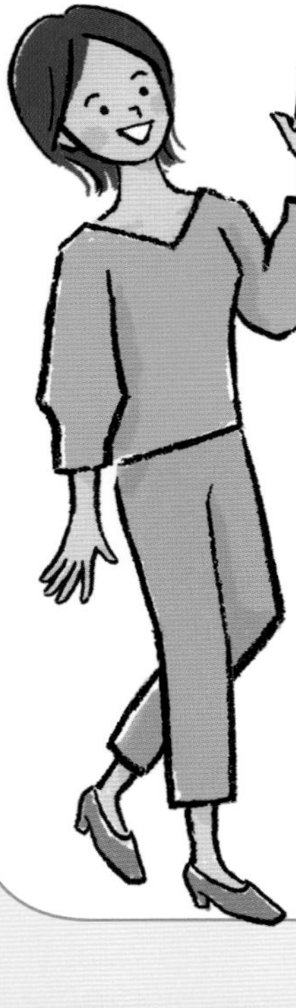

もくじ

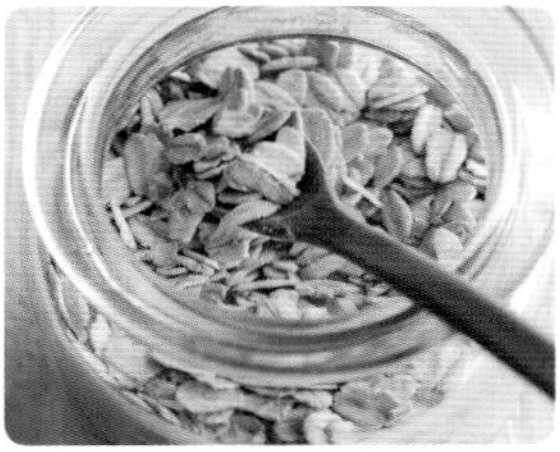

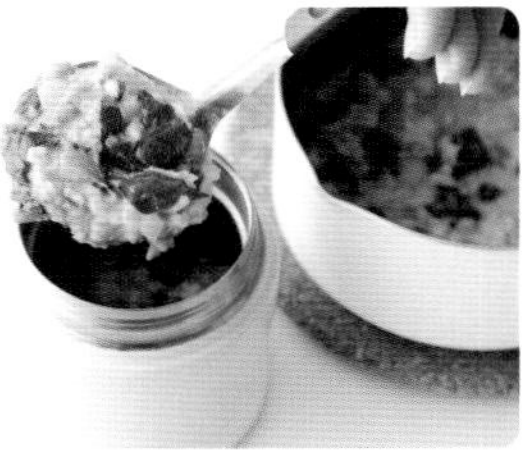

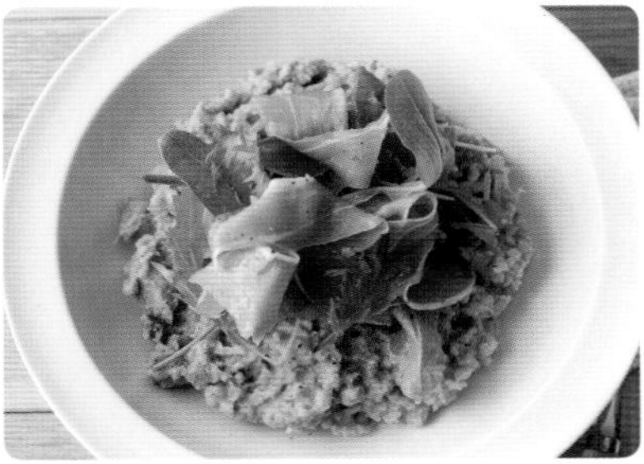

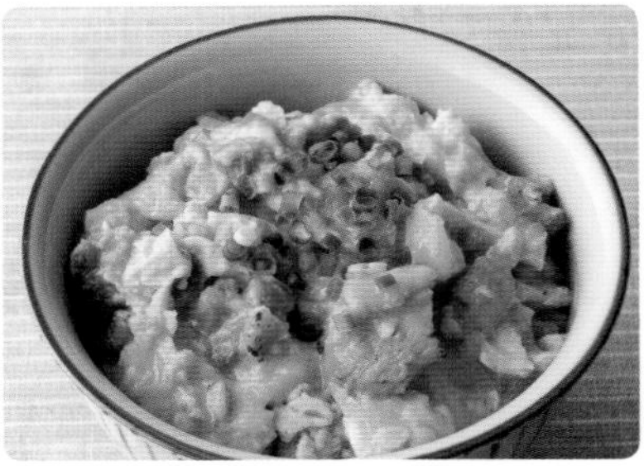

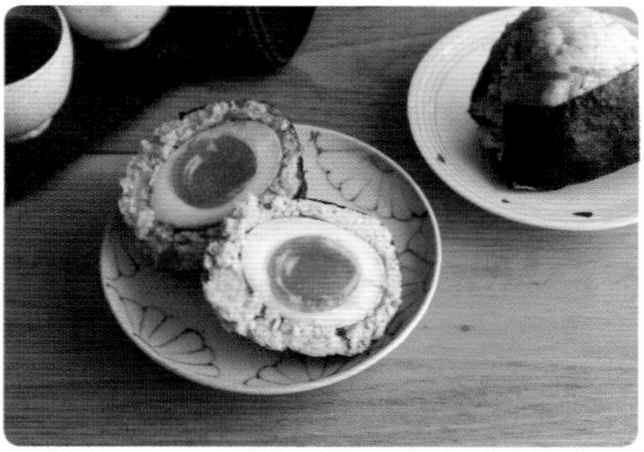

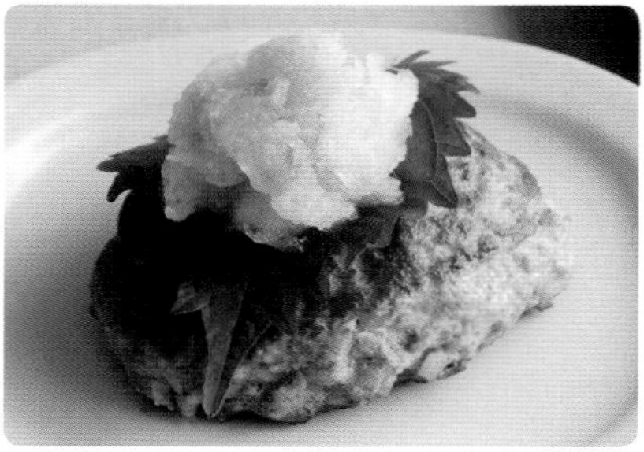

おにぎり

おかず

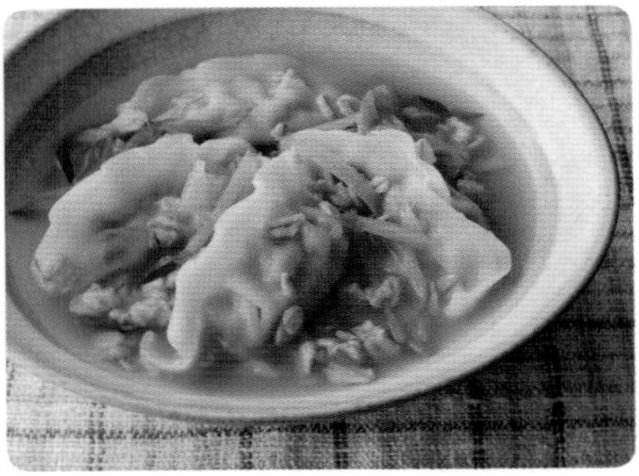

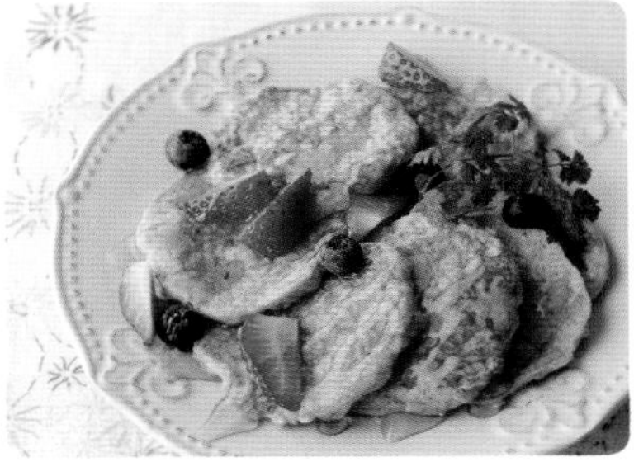

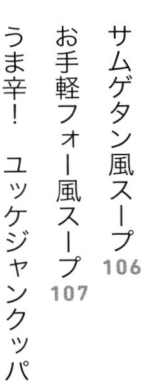

レシピの見方

オートミールの種類

本書ではクイックオーツとロールドオーツを使っています。そのレシピおすすめのものを記載していますが、お好みの種類で作ってもおいしく仕上がります。米のようにして食べるときには、ロールドオーツがおすすめ。

オートミールの分量

１人で１食として食べるときには、オートミールは30gが適量です。おかずの場合、１食分で30g以下のものもあります。その場合は、炭水化物、たんぱく質などを補い、バランスよく食べるようにしましょう。

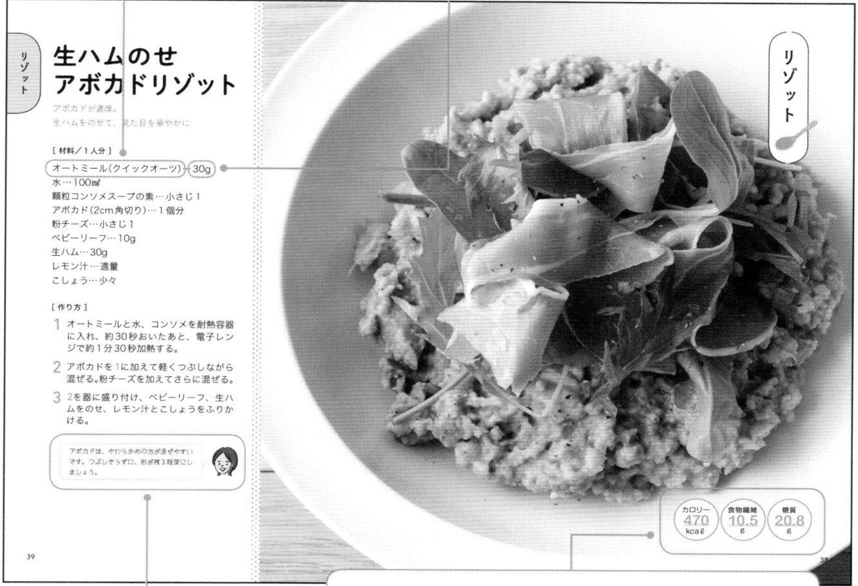

リゾット
生ハムのせ
アボカドリゾット
アボカドが濃厚。
生ハムをのせて、見た目を華やかに
［材料／１人分］
オートミール（クイックオーツ）30g
水…100㎖
顆粒コンソメスープの素…小さじ１
アボカド（2cm角切り）…１個分
粉チーズ…小さじ１
ベビーリーフ…10g
生ハム…30g
レモン汁…適量
こしょう…少々
［作り方］
1 オートミールと水、コンソメを耐熱容器に入れ、約30秒おいたあと、電子レンジで約１分30秒加熱する。
2 アボカドを1に加えて軽くつぶしながら混ぜる。粉チーズを加えてさらに混ぜる。
3 2を器に盛り付け、ベビーリーフ、生ハムをのせ、レモン汁とこしょうをふりかける。
アボカドは、やわらかめの方が混ぜやすいです。つぶしきらずに、形が残る程度にしましょう。
39
リゾット
カロリー 470 kcal
食物繊維 10.5 g
糖質 20.8 g
38

レシピについてのポイントを紹介しています。

カロリー、食物繊維、糖質

１人分の数値です。ただし、トッピング、お好みでかけるものなどの分は、数値に含まれていません。

・大さじ１＝15㎖　小さじ１＝5㎖です。
・電子レンジの調理時間は、600Wの場合の目安です。様子を見ながら調整してください。
・食材の大きさや分量は、個体によって変わります。分量は調節してください。
・野菜を洗ったり、皮をむいたりなどの下処理は省略しています。
・適量とあるものは、お好みの分量で入れてください。
・フッ素樹脂加工のフライパンを使用する場合は、炒めるときの油はいりません。
・材料の砂糖をカロリーゼロの甘味料に変更すると、カロリーを抑えることができます。
・牛乳の代わりに、豆乳、アーモンドミルクでもおいしく仕上がります。

oatmeal life

体にいいことばかりのオートミール

オートミールには、どんな栄養素が含まれているのでしょう？　小さな粒に詰まっている栄養素について、腸の働きについて解説します。

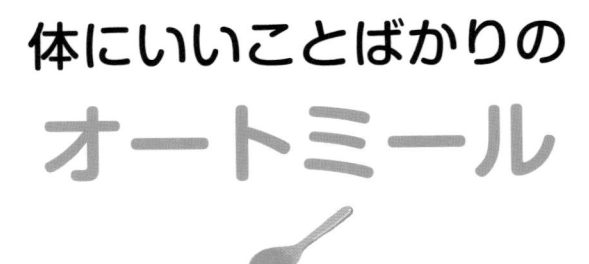

体にうれしいオートミール

日本では、あまりなじみのないオートミールですが、実は、栄養価が高く、健康と美容にいい食品なのです。さらに調理も簡単で、気軽に食生活に取り入れることができる、すぐれた食材です。

オートミールは、欧米では昔からよく食べられていた健康食品。朝食の定番で、カフェテリアなどでも食べることができます。日本では、100年ほど前から作られるようになりました。

原材料はオーツ麦。穂の形が燕《つばめ》のように見えることから燕麦《えんばく》とも呼ばれるイネ科の植物。オーツ麦を蒸して、潰すなどの加工を施し、食べやすくしたものがオートミールです。

オートミールは水に浸して、電子レンジで加熱をするだけで食べることができ、種類によっては、そのまま牛乳をかけるなど、シリアルのように食べることもできます。

オートミールのうれしい5つのポイント

1 腸を活発に動かす！

食物繊維が豊富で、腸内を刺激し、血糖値の上昇を抑制する効果があります。腸内環境を整えることができます。

2 美容と健康に効果的！

血糖値の上昇が抑えられることにより食べすぎを防ぐ効果も。さらに美肌、免疫力アップも期待できます。

3 少ない分量でもお腹満足！

１食30 ～ 50gが適量とされています。水でふやかして食べるのでふくらみます。食材を追加すればさらに食べ応えのあるものに。

4 調理は簡単！最短２分！

オートミールを水に浸して30秒後、電子レンジで1分30秒加熱するだけなのでとても簡単。食材を合わせたいときは鍋にオートミールと調味料、食材を入れて煮るだけでOK。

5 おいしく食べられる！

どんな味付けにも合い、食材も合わせやすいです。リゾット、スープ、おにぎり、おかず、スイーツなどに活用できます。

栄養豊富なオートミール

オートミールに含まれる栄養素は、健康や美容に効果的なものばかり。一番多いのは、食物繊維。ほかにもビタミン類、鉄分、カルシウムなどのミネラルが含まれています。

食物繊維は、腸内環境をととのえます。腸の動きが活発になることで、ダイエットや便秘などにも効果がでてきます。特に食物繊維に含まれるβ-グルカンは、満腹感を維持し食べすぎの防止をする働きがあります。さらに腸を刺激するので、免疫細胞を活性化させる働きも。免疫力のアップにもつながります。

肌や血管の老化は体のサビとも言われる活性酸素の蓄積が原因となります。活性酸素を除去する働きをするのが抗酸化作用です。その働きに必要なのが、ビタミンE。また、鉄分、カルシウムなどのミネラルも日常では不足しがちなので摂りたい栄養素です。

小さな粒のオートミールには、このように体に効果的な栄養素が多く含まれています。

食物繊維

腸の動きが活発になり、腸内環境がととのうことで便秘改善。中性脂肪やコレステロールを体外に排出してダイエットにも有効。

鉄分

不足すると貧血の原因に。肌の新陳代謝を活性化するので美肌、美髪になる。女性には不足しがちな栄養素。

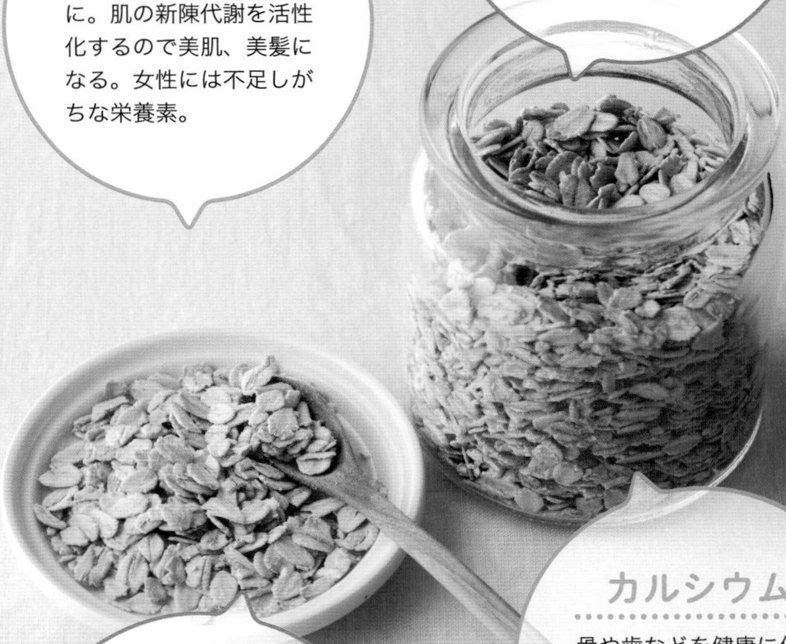

カルシウム

骨や歯などを健康に保つために必要。加齢とともに体内で減りがちなので、摂りたい栄養素。

ビタミン

とくにビタミンEは、美肌に効果的。抗酸化作用で老廃物を排出、血行促進作用で新陳代謝を高める。アンチエイジングに効果あり。

2種類の食物繊維が腸を動かす

さまざまな栄養素が豊富に含まれるオートミールですが、なかでも食物繊維の量は、白米の約20倍、玄米の約3.5倍。２種類の食物繊維がバランスよく含まれていることが特徴的です。

食物繊維には、不溶性食物繊維、水溶性食物繊維の2種類があり、それぞれに役割があります。不溶性食物繊維は、水に溶けずに腸内まで運ばれるので、便のかさを増し、さらに腸内でのすべりをよくし排便を促す効果があります。また腸内の有害物質を体外へ排出する働きもあります。整腸効果に優れています。

水溶性食物繊維は、水に溶けると粘り気がでて糖を包み込んで大腸まで運び、そのまま腸内細菌のエサとなり、大腸の動きが活性化されます。糖質や脂質、コレステロールの吸収の抑制もあります。

なかでも水溶性食物繊維のβ-グルカンには、消化吸収のスピードをゆるめたり、血糖値

食物繊維の働き

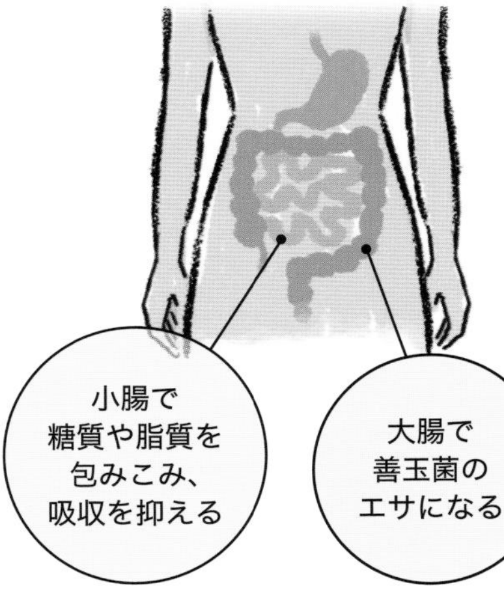
小腸で
糖質や脂質を
包みこみ、
吸収を抑える
大腸で
善玉菌の
エサになる

不溶性食物繊維

- 水に溶けない
- 便のかさを増し、排便を促す
- 腸内での便のすべりをよくする
- 有害物質を体外へ排出する

水溶性食物繊維

- コレステロールの吸収の抑制
- 血糖値の上昇を抑える
- 腸内の善玉菌のエサとなる糖を運ぶ
- 糖質や脂質の体内への蓄積を抑える

の上昇を抑えるという効果があり、次の食事のあとまで続いて食べすぎ防止になるので「セカンドミール効果」と呼ばれています。血糖値のコントロールによって、食事制限などの無理のないダイエットをすることができます。

しかし、オートミール100gに含まれる食物繊維は10g程度。オートミールだけでは、一日の食物繊維摂取量の目標値（男性21g以上、女性18g以上）を補うことはできません。水溶性食物繊維が豊富とされる、海藻、野菜、果物、豆などを積極的に食べるようにしましょう。オートミールを食べることで、逆に便秘になることもあります。その際には、水溶性食物繊維を含む食材や、乳酸菌が多く含まれる発酵食品、水分を意識して摂るようにしてみましょう。

腸活で不調改善

腸の代表的な働きである消化、吸収ですが、口、胃、小腸、大腸という流れを経て、便となり排泄されます。腸は身長の約5倍の長さ、総面積はテニスコートほどの広さ。この長さと広さによって、栄養素を効率的に消化、吸収しています。

最近になって、腸には消化、吸収以外の働きが多くあることがわかってきました。

腸には、約1億個の神経細胞があります。脳に次いで多いので、腸は「第二の脳」とも呼ばれています。その神経細胞により脳と腸が情報交換をしていることがわかってきました。腸内の様子を腸が脳に伝えるというもの。その情報を受けて脳が体に指令をだしたりもするのです。

また、体内のさまざまな臓器とつながっていることから、腸内の不調を他の臓器がサポートしたりして、体内のバランスをととのえる働きもします。

腸が不調だと起こること

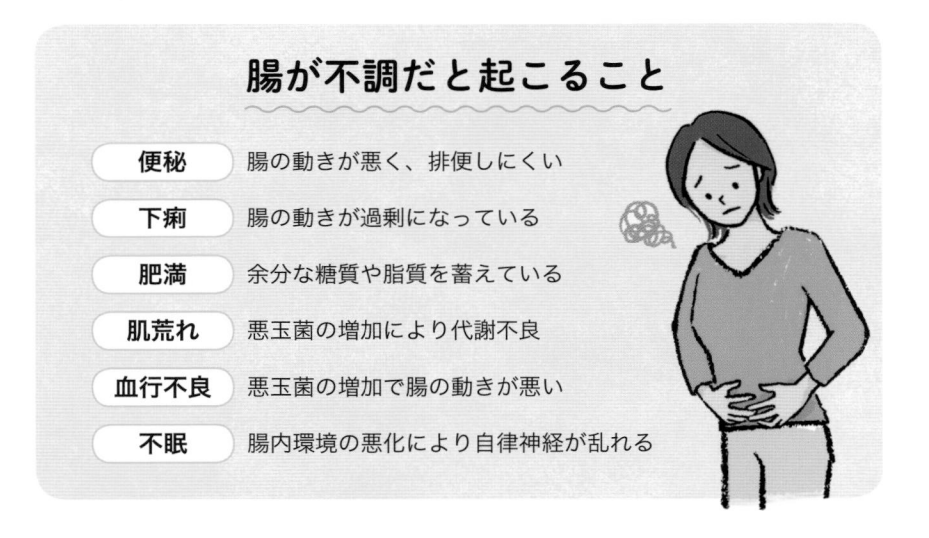

便秘	腸の動きが悪く、排便しにくい
下痢	腸の動きが過剰になっている
肥満	余分な糖質や脂質を蓄えている
肌荒れ	悪玉菌の増加により代謝不良
血行不良	悪玉菌の増加で腸の動きが悪い
不眠	腸内環境の悪化により自律神経が乱れる

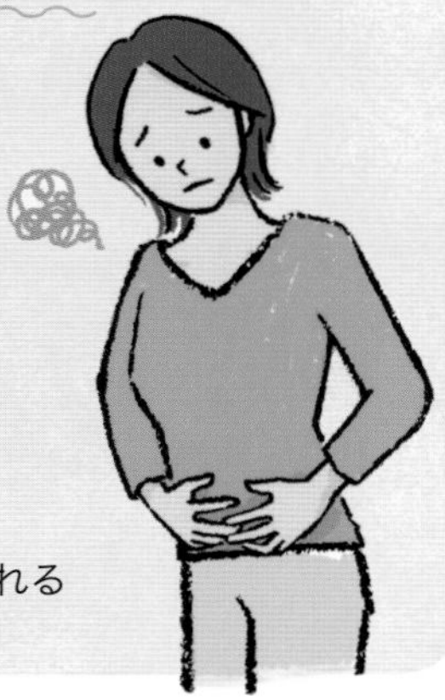

さらに、腸ではセロトニンも作られています。セロトニンは、別名「幸せホルモン」。自律神経をととのえ、イライラを抑える効果があります。

このように、いろいろな働きがあるので、腸の動きが悪くなると、体のあちこちに不調としてあらわれるのです。便秘、下痢、お腹の張り、腹痛、肌荒れなどがあらわれたときには、腸内が不調なのかもしれません。腸内の悪玉菌が増えていたり、ストレスを感じていたり、栄養の吸収が悪くなっているのかもしれません。そんなときには、「腸活」を意識します。食生活を見直す、適度な運動をする、しっかり睡眠をとることを心がけると、腸がよく働き、不調の改善へとつながります。

善玉菌が増えると腸内環境はととのう

腸内環境をととのえるためには、腸内細菌が深く関わってきます。腸内細菌は、約100兆個も存在しています。腸の壁に花畑のように生息していることから、「腸内フローラ(花畑)」と呼ばれています。腸内細菌は、善玉菌《ぜんだまきん》、悪玉菌《あくだまきん》、日和見菌《ひよりみきん》の3種類。善玉菌は、腸の動きを活発にし、体の免疫力を高める働きをします。悪玉菌は、腸内環境を悪化させる原因になるもの。日和見菌は、善玉菌や悪玉菌の優勢な方に味方をします。

理想の比率は、2：1：7。この比率が崩れて悪玉菌が優勢になると、腸内環境の悪化につながります。腸内細菌は、食物からの栄養素をエサとして働きます。そのため、食生活を気にすることは、腸内環境をととのえることに必要なこと。野菜や果物を多めに摂るバランスのよい食事は善玉菌を、反対に高カロリーで脂っこい食事は悪玉菌を増やします。

また、体に侵入してきたウイルスや細菌を異物として退治するのが免疫システム。この免

腸内細菌の理想バランス

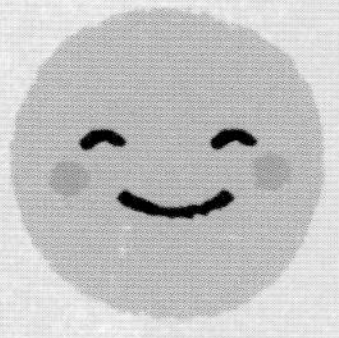

善玉菌

消化や吸収の働きに効果的。腸内環境のバランスをととのえる。免疫細胞の働きを促す。悪玉菌の増加を防ぐ。

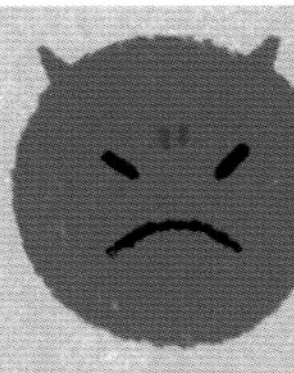

悪玉菌

便秘、下痢、代謝不良などを引き起こす。腸内でアンモニアなどの腐敗臭を発生させる。腸内環境を悪化させる。

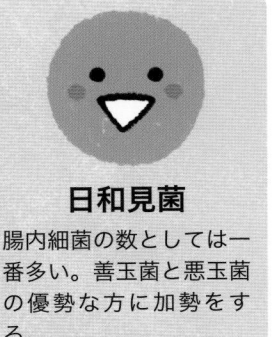

日和見菌

腸内細菌の数としては一番多い。善玉菌と悪玉菌の優勢な方に加勢をする。

理想！　2 ： 1 ： 7

疫細胞も、約6割が腸でつくられています。腸には、食べ物などといっしょにウイルスや細菌が直接届きます。体にとって悪いものを吸収しないように、免疫細胞の働きが重要になります。この働きを促すのも善玉菌。

このように腸内環境をととのえるには、善玉菌がポイントとなります。善玉菌を増やし、腸内の動きをよくするには、バランスのよい食事を心がけ、さらに腸活に効果的な水溶性食物繊維、発酵食品を意識して摂るようにしましょう。オートミールに含まれるβ-グルカンは、善玉菌を増やす効果があります。バランスのよい食事に、オートミールをプラスすれば、腸内環境はととのうばかりです。

Column 1

グラノーラ、コーンフレークなどとの違いは？

グラノーラ、コーンフレーク、ミューズリーなど、いろいろな種類があります。これらの総称がシリアル。穀物を薄く伸ばして加工し、食べやすくしたものです。オートミールもいわゆるこのシリアルに入ります。

シリアルのなかでもオーツ麦が原材料のものが、オートミール、ミューズリー、グラノーラ、とうもろこしが原材料のものがコーンフレークです。

オーツ麦が原材料のもので、味付けなしのものがオートミール。オートミールをベースにして味付けなしでナッツ類やドライフルーツが入っているのがミューズリー。はちみつや植物性油脂などで味付けし、オートミールやナッツ類、ドライフルーツ、チョコなどいろいろ入っているのがグラノーラ。

グラノーラはヘルシーなイメージがありますが、甘みがあり、ドライフルーツなども入っているため糖質は高め。オートミールが一番シンプルで、低カロリーです。

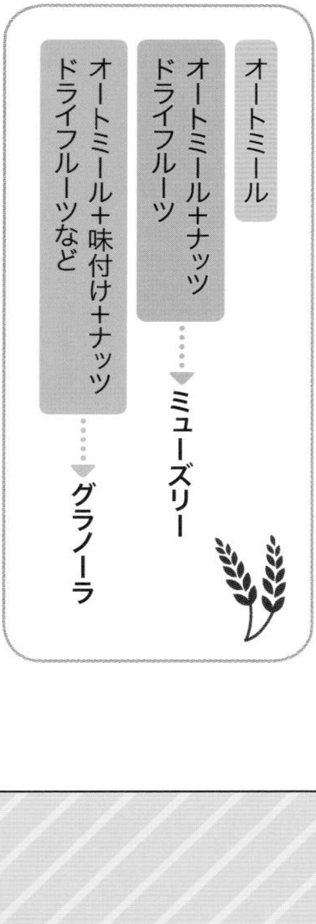

オートミール
オートミール＋ナッツ
ドライフルーツ
ミューズリー
オートミール＋味付け＋ナッツ
ドライフルーツなど
グラノーラ

oatmeal life

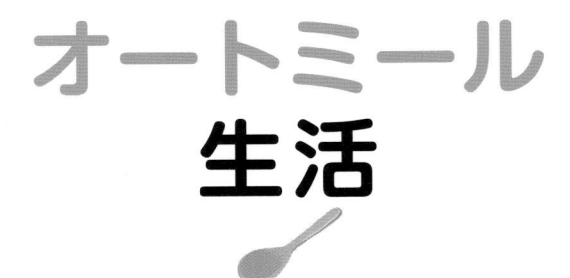

オートミール生活

オートミールの種類や食べ方を紹介します。シンプルにごはんの代わりにしたり、ひき肉に混ぜたりして食生活に取り入れてみましょう。お弁当にして持っていくこともできます。

オートミールの種類

オートミールの種類には、スティールカットオーツ、ロールドオーツ、クイックオーツ、インスタントオーツがあります。

オートミール初心者には、調理時間も短くて、食べやすいクイックオーツがおすすめ。調理をしたり、歯ごたえを感じたいならば、ロールドオーツがいいでしょう。本書で紹介するレシピでは、使いやすさ、購入のしやすさからこの2つを使用しています。ロールドオーツは、丼やおにぎりなどごはんのようにして食べるレシピに、クイックオーツはリゾットやひき肉に混ぜるレシピに使っていますが、食感や味などお好みのものを使ってみてください。

なお、パッケージには「原材料名　オーツ麦（燕麦）」と書かれており、細かな種類までわからないことが多いようです。押し潰してあるか、細かく砕かれているかでロールドオーツか、クイックオーツかを見分けてください。

この本で使っている**オートミール**はこれ！

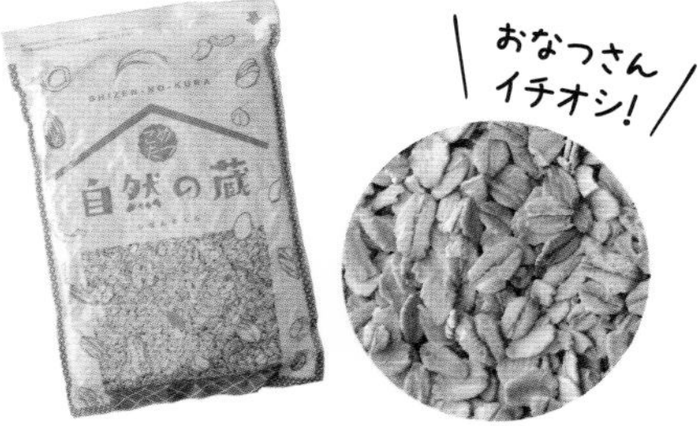

ロールドオーツ

粒がしっかりとしているので、ふやかして米のように食べるのがおすすめ。ふっくらとして、プチプチとした食感を味わえます。ネット通販などで購入可能。有機オーツ麦100%使用、添加物不使用です。

自然の蔵800g/こめたつ

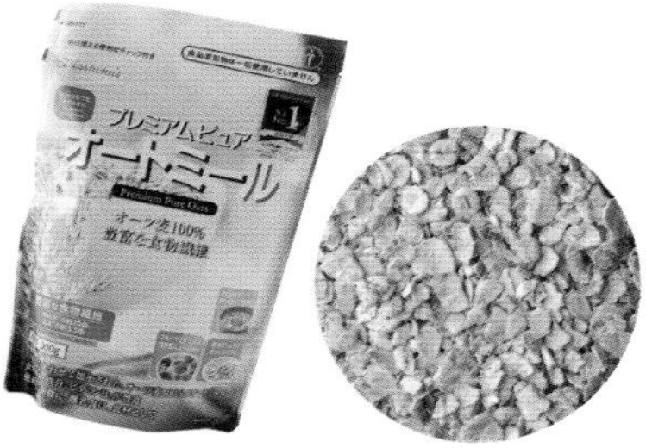

クイックオーツ

オーツ麦100%。小粒で細かいので、リゾットやひき肉料理のつなぎにしたり、小麦粉の代わりに使ったりすることができます。スーパーなどで購入可能。

プレミアムピュアオートミール300g/日本食品製造合資会社

オートミールの種類

クイックオーツ

ロールドオーツを細かくしたもの。ふやかすだけで食べられるが味付けをして調理をするのがおすすめ。加熱時間は短くてOK。粘り気がでる。

スティールカットオーツ

脱穀した麦を２～３つに割った生麦。30分ほど煮込むなどしっかりと加熱が必要。プチプチとした歯ごたえがあり、栄養が一番多く含まれている。

インスタントオーツ

ロールドオーツを調理して、乾燥させたもの。味付きのものもある。シリアル感覚で牛乳やヨーグルトをかけても。加熱時間も短くてOK。

ロールドオーツ

脱穀した麦を蒸して平らに伸ばして、乾燥させたもの。加熱する必要があるものの、電子レンジの加熱が可能。多少の歯ごたえがある。

オートミールの使い方

オートミールの使い方は、とっても簡単。水に浸して、加熱するだけです。加熱は、電子レンジで行います。

これが1食分

〈材料〉

オートミール…30g
水…100㎖

〈作り方〉

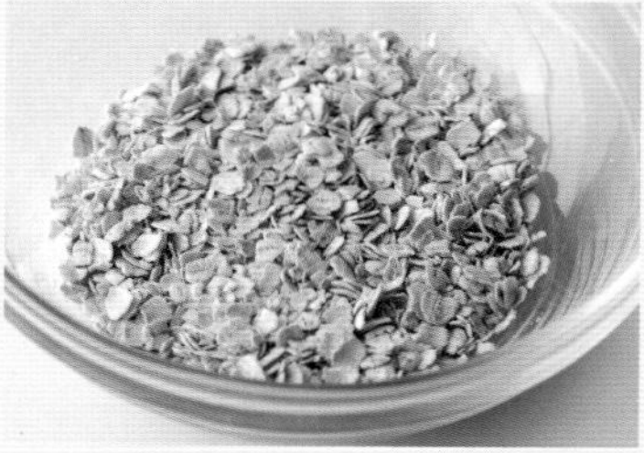

1 耐熱容器にオートミール30gを入れる。オートミールが浸るくらいの水100㎖を入れる。約30秒おいておく。

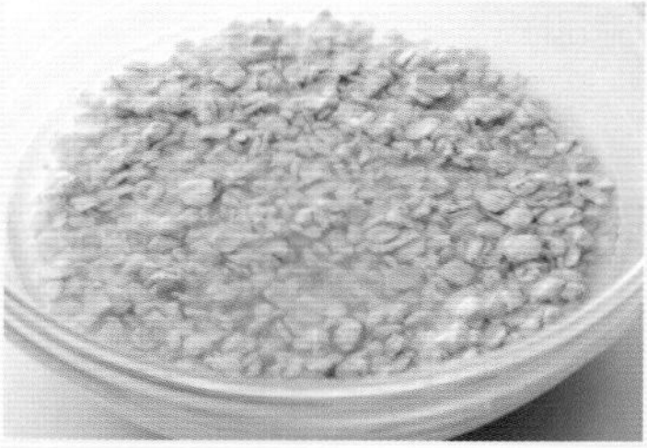

2 ラップなしで、電子レンジで1分30秒加熱する。

完成

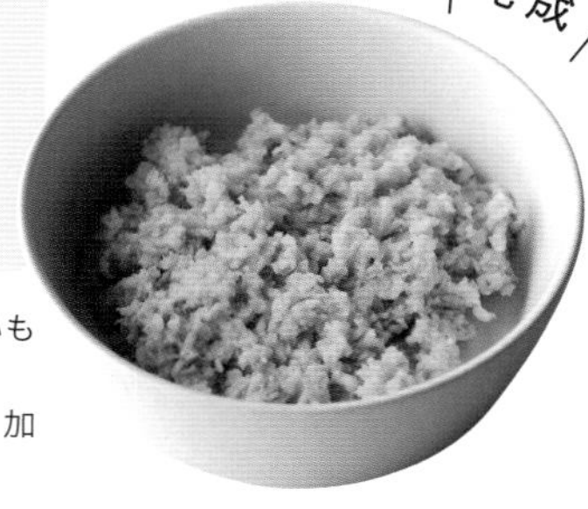

※耐熱容器は、深さのあるものにしてください。浅いものだと加熱したときにあふれる可能性があります。
※米のような状態にするときは、水の分量を50㎖、加熱時間は1分にします。

オートミールの種類で変わる食感

種類によって、同じ水分量を入れて加熱しても仕上がりに違いがあります。
お好みの食感を見つけてください。

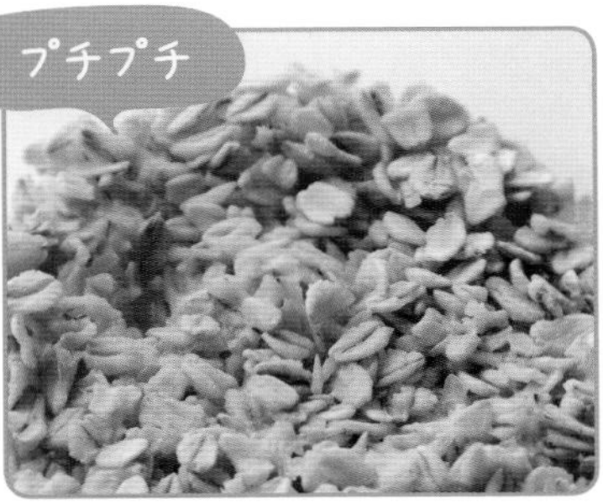

ロールドオーツを加熱したもの

プチプチとした歯ごたえのある仕上がり。水分量を少なくすると、炊いた米のような食感になり、まるで玄米のようになります。おにぎりや丼ものなどに使うことができます。またスープに入れると食べ応えがUPします。

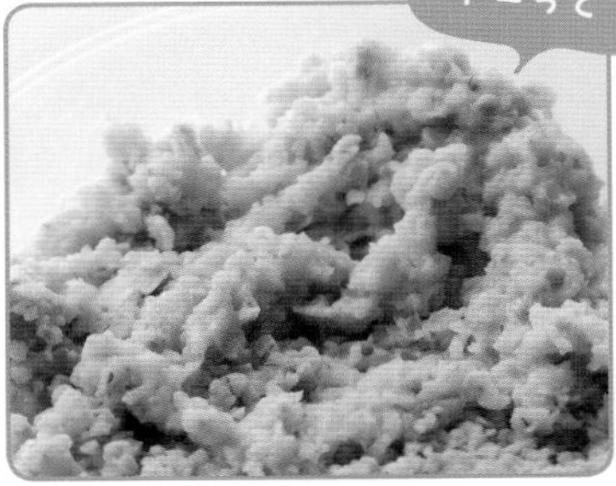

クイックオーツを加熱したもの

トロッとした食感で粘り気があります。リゾットにしたり、ひき肉に混ぜたりするとふわふわとした食感になります。また、小麦粉の代用として、お好み焼きやパンケーキなどにも使えます。

お鍋で調理

鍋にオートミールと水分、食材を入れて煮込んで作ることができます。お鍋ひとつで調理が完結。リゾットやスープなどのレシピにおすすめです。

また、ふやかしたオートミールをフライパンで食材とともに炒めることもできます。ただしオートミールは、加熱すると粘り気が増していきます。

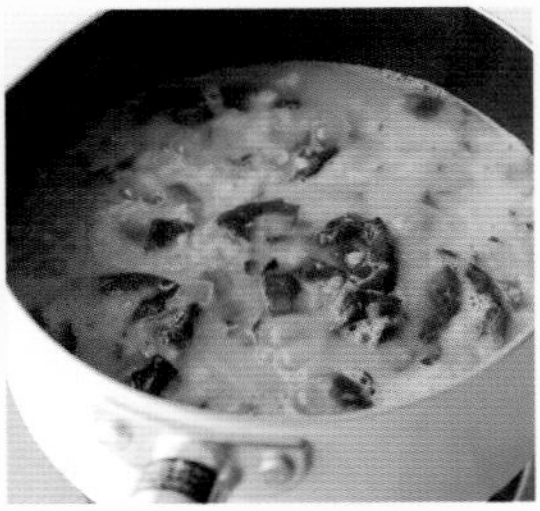

保存のしかた

オートミールを保存するときは、直射日光や高温多湿を避けて、常温保存するのがおすすめです。パッケージがジッパー付きなど密閉できる袋であればそのまま保管しましょう。密閉が難しい袋や容器だった場合、密閉ができる容器に入れ直しましょう。密閉ができていないと、虫がつくことがあります。湿気が気になるのであれば、乾燥剤を入れてもいいでしょう。

冷蔵庫での保存は、取り出すときに庫内と室内の温度差により結露することがあります。その結露がカビの原因となる可能性もあるので、あまりおすすめできません。

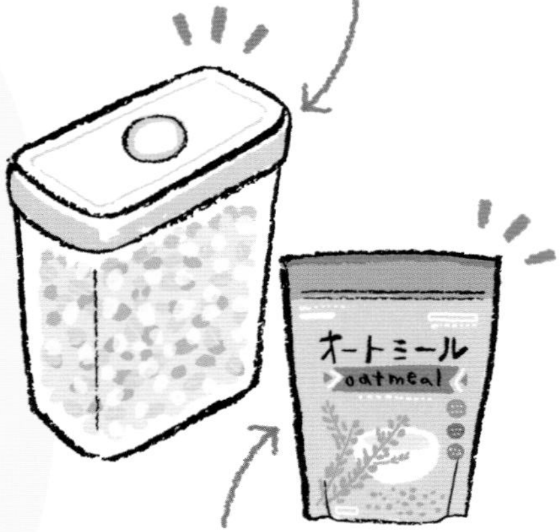
しっかり密閉
オートミール
oatmeal
パッケージの
ままでもOK

冷凍保存について

オートミールをふやかしただけのものを、密閉袋などに入れて冷凍保存することもできます。しかし、解凍するのに電子レンジで２分ほどの加熱が必要になります。そして味もやや落ちると感じる人もいます。

その解凍の２分の加熱は、乾燥オートミールを電子レンジでふやかす時間と同じ。その都度、調理をすることをおすすめします。

調理したハンバーグやチキンナゲット、パンケーキなどは冷凍保存が可能です。

計量について

１食分の目安は30～50g（この本では30g）です。計量スプーンやカップなどをオートミールを保存している容器に入れておくと便利。

すぐに使えるように30gを密閉袋や容器などに小分けにしておいても。

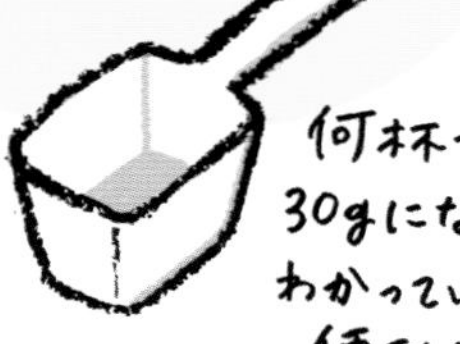
何杯で
30gになるか
わかっていると
便利！

オートミールと白米、玄米を比較する

オートミールは、外皮を残したまま加工されているので、栄養豊富。食物繊維のほか不足しがちなミネラル、ビタミンEが多く含まれています。

- 食物繊維は、白米の約20倍、食物繊維が多いとされる玄米の約3.5倍
- カルシウムは、白米の約9倍、玄米の約5倍
- 植物性たんぱく質は、白米、玄米の約2倍

白米（炊いたごはん150g）、オートミール（30gをふやかしたもの）、それぞれ1食分を比較すると……

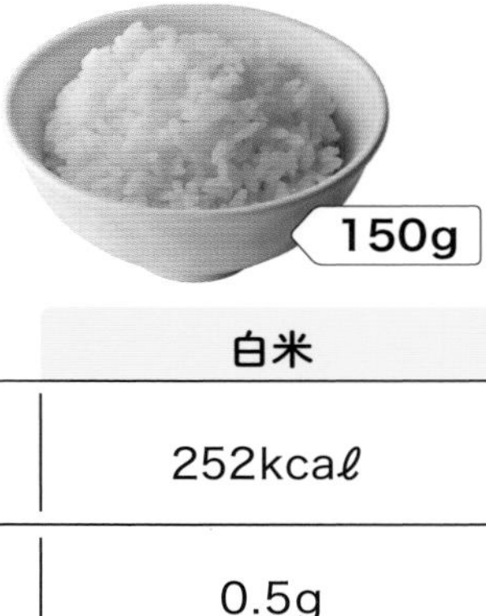

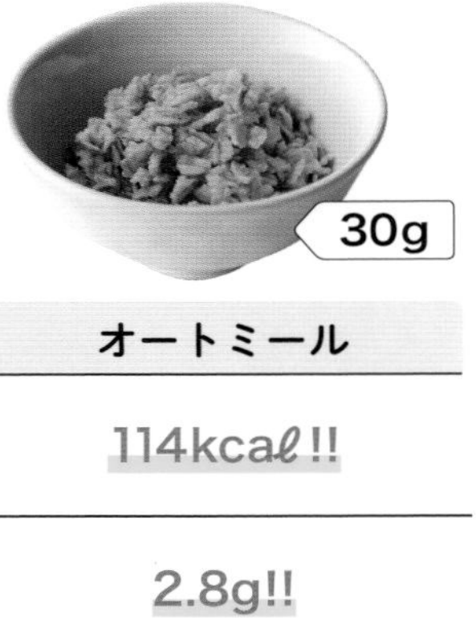

	白米	オートミール
カロリー	252kcaℓ	114kcaℓ!!
食物繊維	0.5g	2.8g!!
糖質	約54.8g	17.9g!!

オートミールのおすすめの食べ方

まずは、1日の食事のうちの1食をオートミールに置き換えてみましょう。おすすめは朝食。朝食にオートミールを食べると、昼食まで血糖値の上昇を抑える効果（セカンドミール効果）が続いているので、食べすぎを抑えることができます。つまり食欲のコントロールをすることができるのです。

オートミールは水でふやかして、加熱するだけで食べることができます。しかし、穀物の風味が強くて苦手ということもあるかもしれません。そのときには、インスタントのスープの素や生みそタイプのみそ汁の素などを使うのがおすすめ。味がつくことでグッと食べやすくなります。さらにそこに加熱のいらないサラダチキン、ツナ、葉物野菜などの食材を加えるとボリュームも出て満腹感も増します。肉や魚などと鍋で煮たり、炒めたりして調理をすると、より食べやすくなります。

Step 1

シンプルオートミール

水でふやかして加熱した基本のオートミール。味付けがないので、穀物の風味が強くあります。このまま食べてもいいですし、ふやかすときに水ではなく、牛乳や豆乳などにしても。

Step 2

乾燥オートミール ＋ **スープの素**

オートミールに味付け。インスタントスープの素、生みそタイプのみそ汁の素などがお手軽です。オートミールにスープの素を入れて、お湯を注ぐだけ。

Step 3

乾燥オートミール ＋ **スープの素** ＋ **食材**

オートミールにスープの素などを入れて味付けをしたら、さらに食材を足してみましょう。加熱をしなくても食べられる食材がおすすめ。

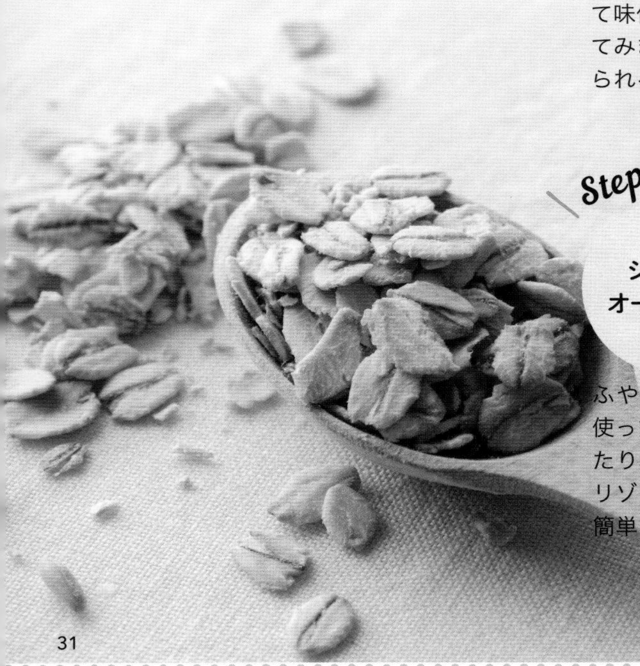

Step 4

シンプルオートミール ＋ **調理**

ふやかして加熱したオートミールを使って調理。ハンバーグのつなぎにしたり、スープに入れたり、炒めたり、リゾットにしたりします。どの調理も簡単です。

\ Step 1 /

シンプルオートミール

シンプル
オートミール

オートミールを水でふやかして加熱したものが基本のシンプルオートミール。味付けをしていないですが、このままで食べることもできます。水の代わりに、牛乳や豆乳などでふやかして加熱しても。この食べ方は、海外で昔から食べられているポリッジというミルク粥になります。

また、粒感のあるロールドオーツ30ｇに水50㎖を入れて電子レンジで加熱をすると、ごはんのような食感になります。米の代用として、普段のおかずとともに食べるのもいいでしょう。白米を炊くよりも早くて簡単。食材を混ぜておにぎりにするのもおすすめです。

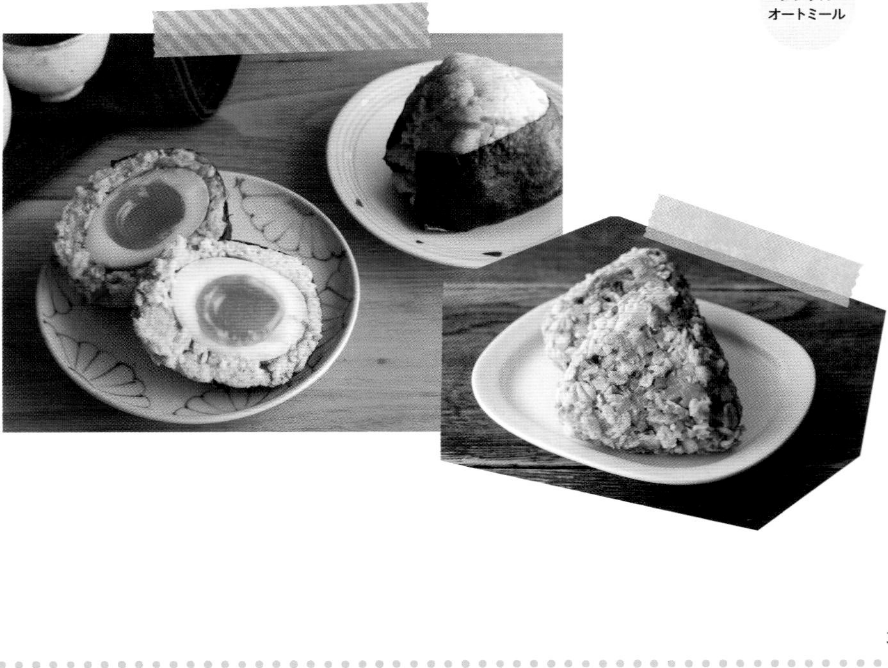

Step 2

スープの素をプラス

乾燥オートミール ＋ スープの素

乾燥オートミールに味付けをしてみましょう。スープの素、生みそタイプのみそ汁の素、インスタントみそ汁、お茶漬けの素など、なんでもOK。おすすめは、お茶漬けの素です。水でふやかして加熱したオートミールに、お茶漬けの素を入れて、分量の熱湯を注ぐだけで完成。とっても簡単です。粉末タイプのスープの素なら、オートミールといっしょに入れて、熱湯を注ぐ方法もあります。または、市販のカップスープにオートミールを入れて熱湯を注いでも。お好みの味を見つけてみてください。

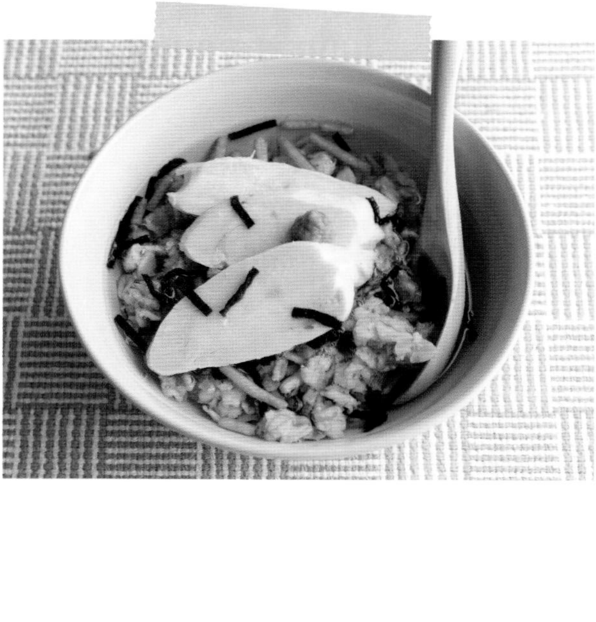

Step 3

スープの素に食材をプラス

乾燥オートミール ＋ スープの素 ＋ 食材

スープの素で味付けをしたものに、食材を追加してみましょう。おすすめは、サラダに使う食材です。水でふやかして加熱したオートミールに入れるので、改めて加熱する必要のない食材にすると、そのまま食べることができます。

サラダチキンやツナ、ハム、さば缶は、たんぱく質が摂れるのでおすすめ。食べ応えもあります。スープには、乾燥わかめなどがお手軽です。レトルトパウチされた豆類、コーンなども混ぜるとかさ増しにもなります。水菜、ほうれん草や小松菜などの葉物野菜は、加熱したオートミールに混ぜるだけでも軽く火が通ります。

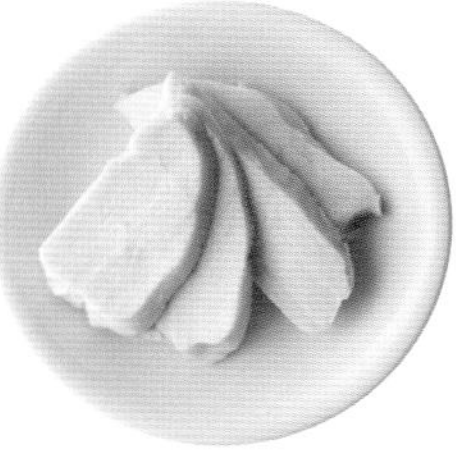

サラダチキン

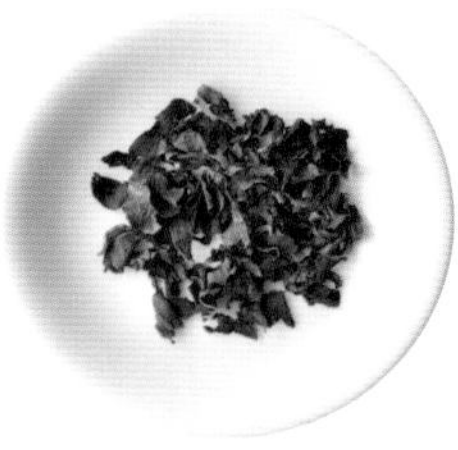

乾燥わかめ

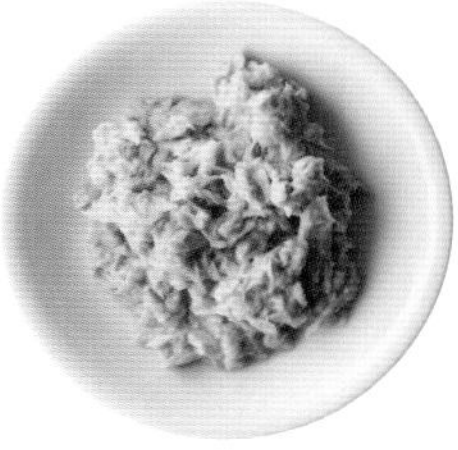

ツナ

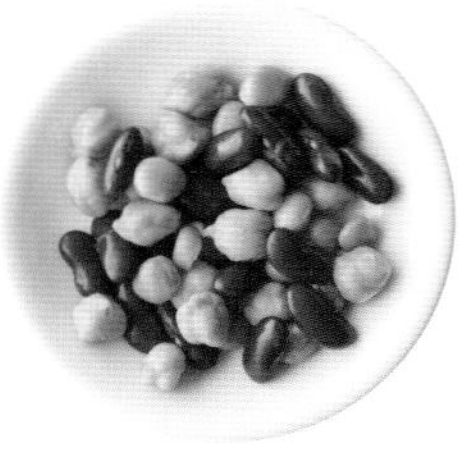

レトルトパウチの豆類

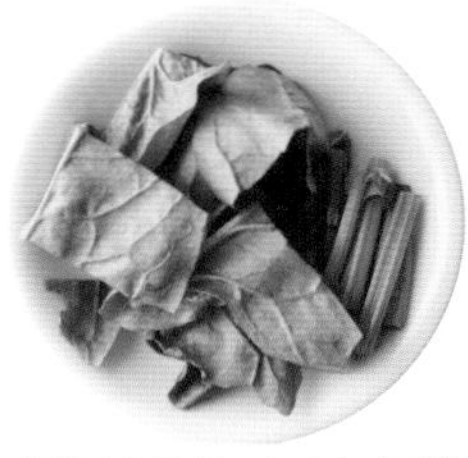

青菜（小松菜、ほうれん草）

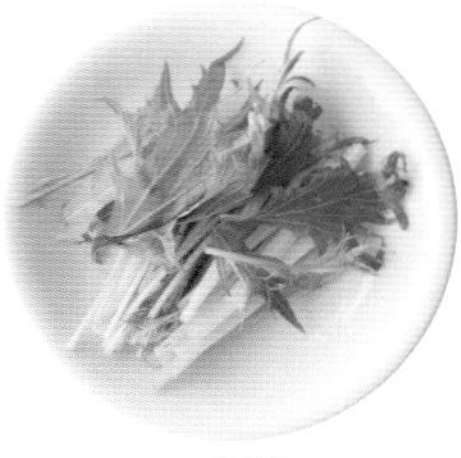

水菜

Step 4

調理をする

シンプルオートミール＋調理

次は、もうひと手間。調理をしてみましょう。おすすめは、耐熱容器にオートミール、水分、調味料、食材をすべて入れて電子レンジで加熱する方法。また同様のものを鍋に入れて加熱してもＯＫ。肉などをしっかりと加熱したいときは鍋を使うといいでしょう。クイックオーツは水分を吸わせるとリゾットや雑炊になります。ロールドオーツはスープに入れると〝食べるスープ〟に。

また、フライパンで野菜や肉を炒めたところに、水でふやかして加熱したロールドオーツを加えて炒めると、炒めごはんのようになります。

ひき肉に混ぜてつなぎとして使ったり、小麦粉の代わりとしたりする方法もあります。どちらもオートミールによってふわっとした食感になります。

ただし、オートミールは加熱をすると粘り気がでてくるので、短時間で仕上げましょう。また、作ってからしばらくおいてしまうと、水分をどんどん吸ってしまうので、できたてを食べることをおすすめします。

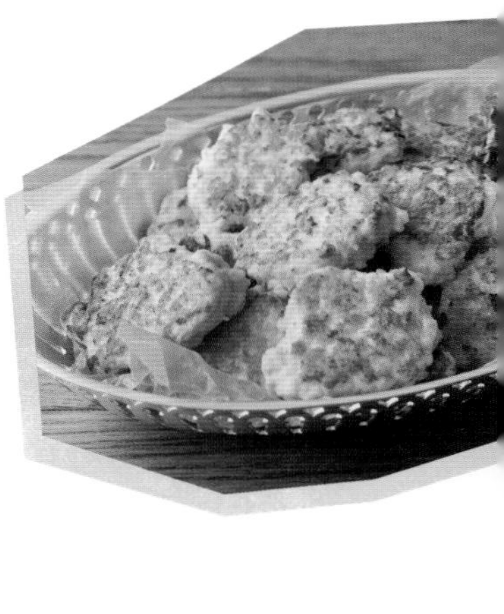

オートミールをお弁当に

オートミールは、お弁当にして持っていくこともできます。ロールドオーツを水でふやかして加熱したものをごはんの代わりにお弁当箱に詰めたり、おにぎりにしたりしても。

特におすすめは、スープジャー。朝、スープジャーに乾燥オートミールを入れて、熱湯を注ぎ、蓋をしめるだけ。ちょうどランチのときに食べごろになります。熱湯を注ぐときにスープの素をいっしょに入れておけば簡単リゾットになります。職場であたたかいお弁当が食べられます。

スープジャーは保温調理ができるので熱の通りやすい食材（Ｐ34参照）を加えると、それだけで食べ応えのあるお弁当に。肉や魚などを使いたいときには、鍋で調理してスープジャーに入れましょう。

食材を合わせるときには、スープジャーの容量はたっぷり入る５００㎖のものがおすすめです。自分に合った方法でオートミールお弁当を楽しんでみましょう。

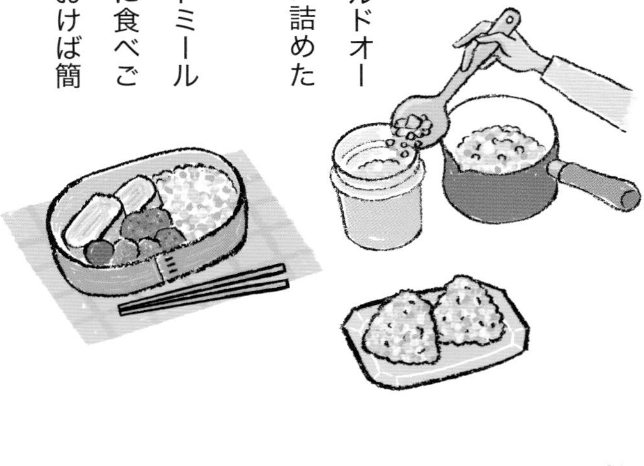

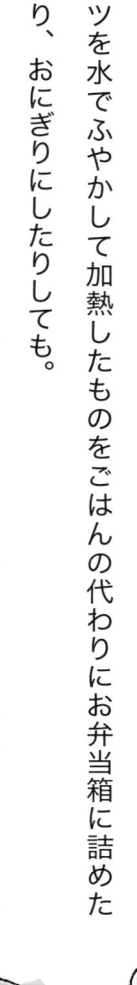

oatmeal life

オートミール
レシピ

リゾット、丼、炒めごはん、おにぎり、おかず、スープ、スイーツのレシピを紹介。どれも簡単でおいしく、あきずに毎日続けられるレシピになっています。

リゾット

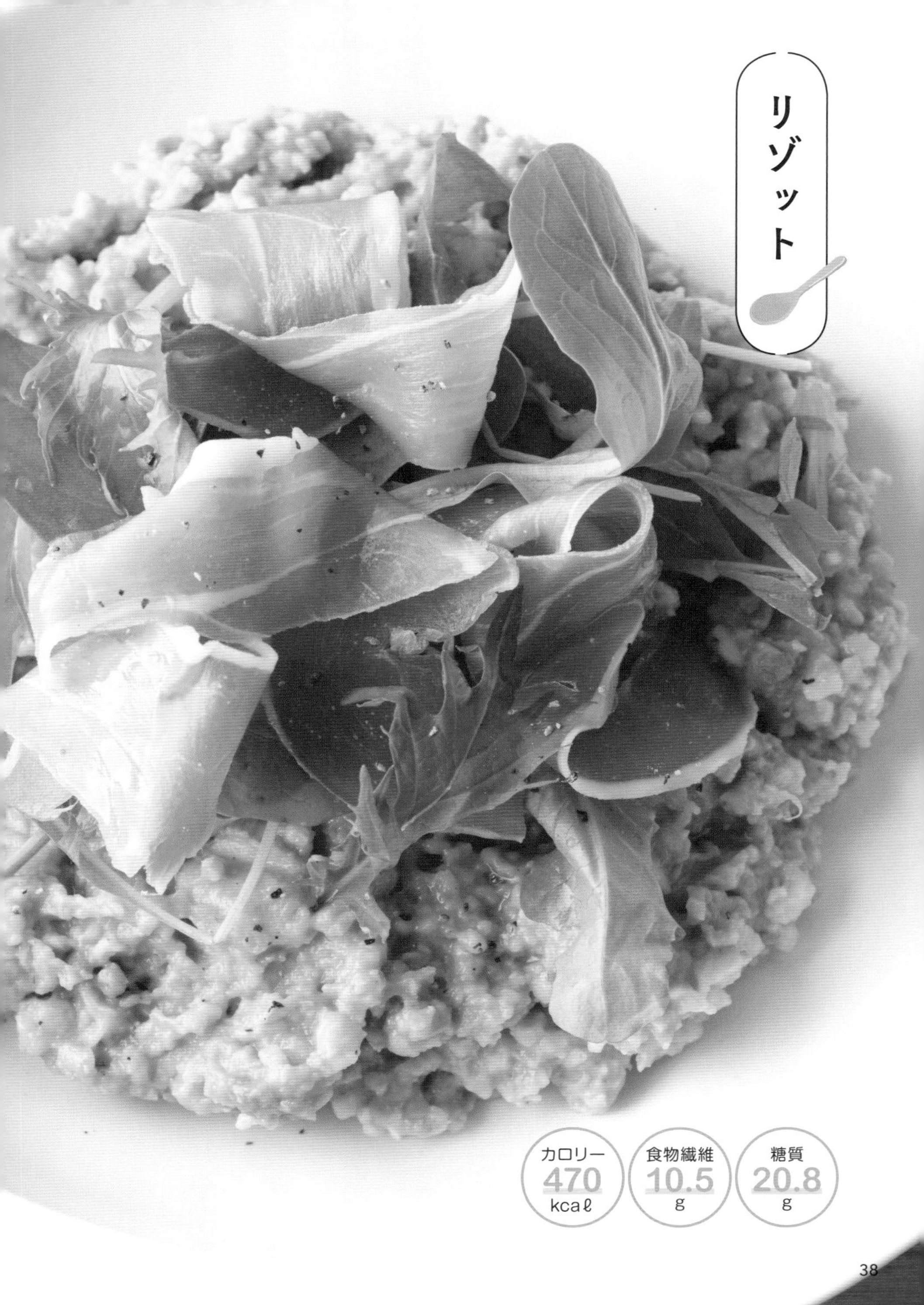

カロリー 470 kcaℓ
食物繊維 10.5 g
糖質 20.8 g

生ハムのせ アボカドリゾット

アボカドが濃厚。
生ハムをのせて、見た目を華やかに

[材料／１人分]

オートミール（クイックオーツ）…30g
水…100㎖
顆粒コンソメスープの素…小さじ１
アボカド（2cm角切り）…１個分
粉チーズ…小さじ１
ベビーリーフ…10g
生ハム…30g
レモン汁…適量
こしょう…少々

[作り方]

1 オートミールと水、コンソメを耐熱容器に入れ、約30秒おいたあと、電子レンジで約１分30秒加熱する。

2 アボカドを1に加えて軽くつぶしながら混ぜる。粉チーズを加えてさらに混ぜる。

3 2を器に盛り付け、ベビーリーフ、生ハムをのせ、レモン汁とこしょうをふりかける。

アボカドは、やわらかめの方が混ぜやすいです。つぶしきらずに、形が残る程度にしましょう。

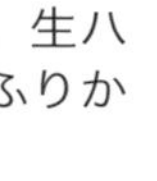

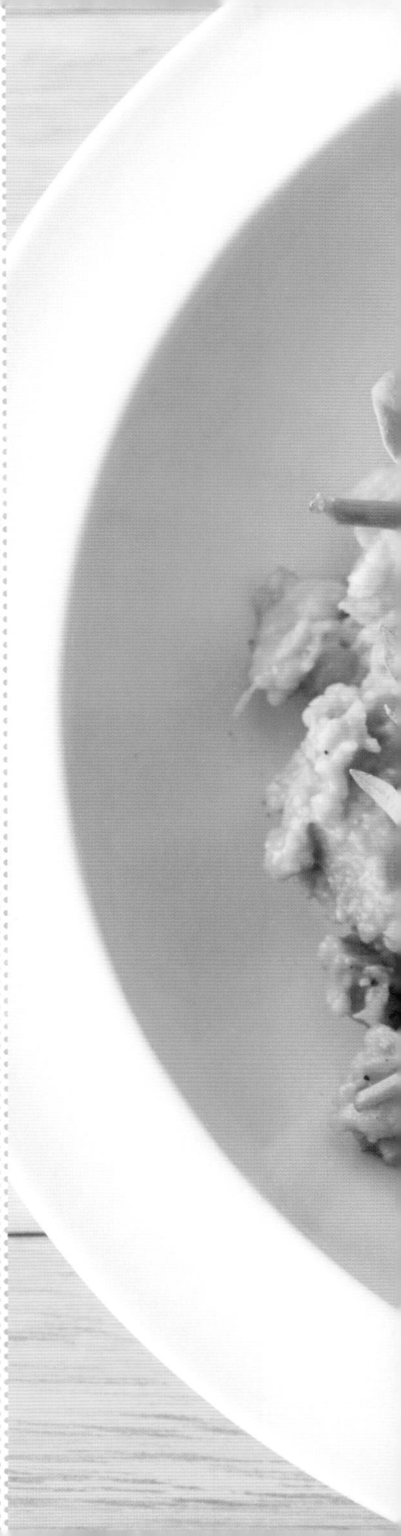

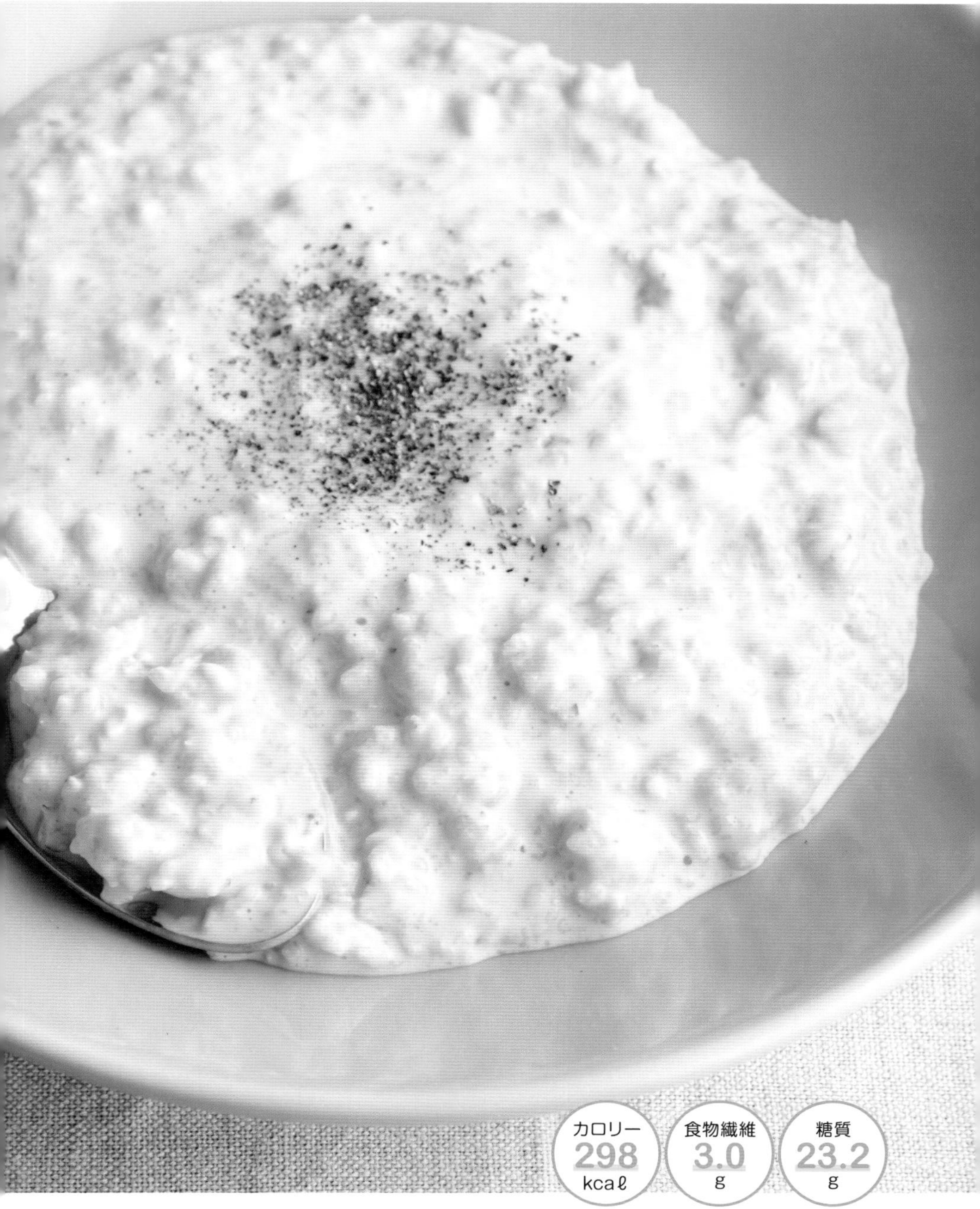

カロリー 298 kcaℓ

食物繊維 3.0 g

糖質 23.2 g

濃厚クリームチーズリゾット

クリームチーズにこしょうが
ピリッとアクセントに

[材料／1人分]

オートミール(クイックオーツ)…30g
水…100㎖
A｜クリームチーズ…60g
｜牛乳(豆乳、アーモンドミルクでも)
｜…50㎖
｜顆粒コンソメスープの素…小さじ1
｜みそ…小さじ1/2
こしょう…少々

[作り方]

1 オートミールと水を耐熱容器に入れ、約30秒おいたあと、電子レンジで約1分30秒加熱する。

2 Aを加えて混ぜてから、電子レンジで1分加熱する。

3 もう一度、全体を混ぜて、器に盛り付け、こしょうをふる。

みそが隠し味になっています。

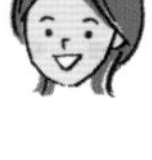

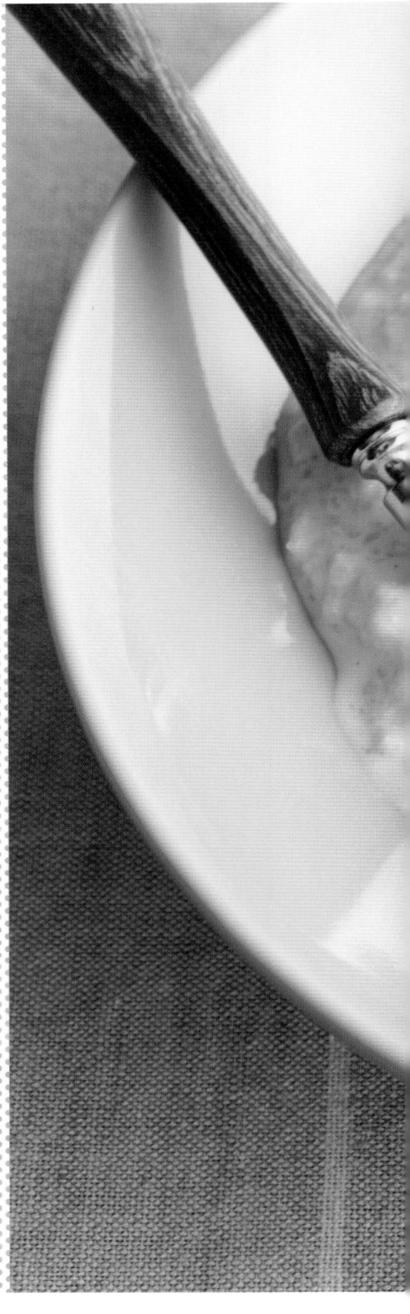

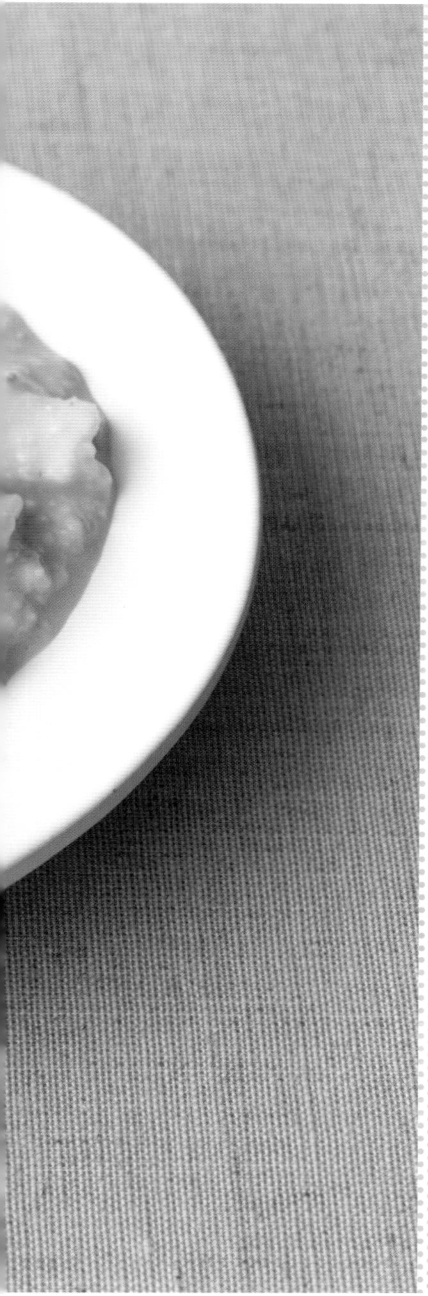

シーフード リゾット

シーフードのうま味がたっぷり

[材料／1人分]

オートミール（クイックオーツ）…30g
水…150㎖
A
- 冷凍シーフードミックス…40g
- 冷凍ミックスベジタブル…20g
- ベーコン（細切り）…20g
- 顆粒コンソメスープの素…小さじ1/2
- 塩…少々
- こしょう…少々

パセリ…お好みで

[作り方]

1 オートミールと水を耐熱容器に入れ、約30秒おいたあと、電子レンジで約1分30秒加熱する。

2 1にAを加え、全体を軽く混ぜる。電子レンジで1分30秒加熱する。

3 器に盛り付け、お好みでパセリを散らす。

韓国のあさり出汁の素を少々加えるとさらにうま味がUP。

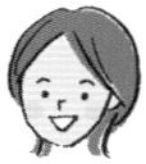

リゾット

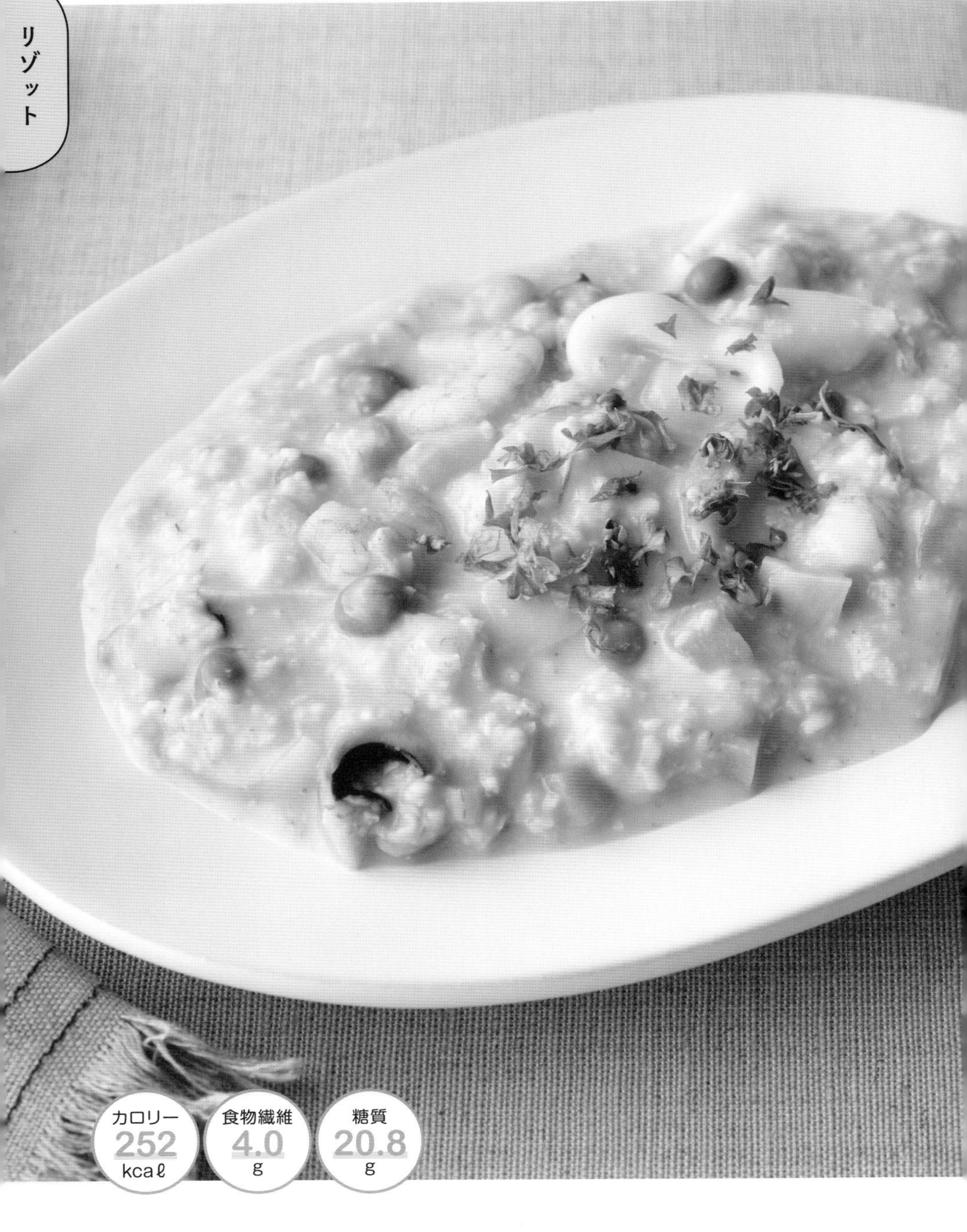

カロリー 252 kcal

食物繊維 4.0 g

糖質 20.8 g

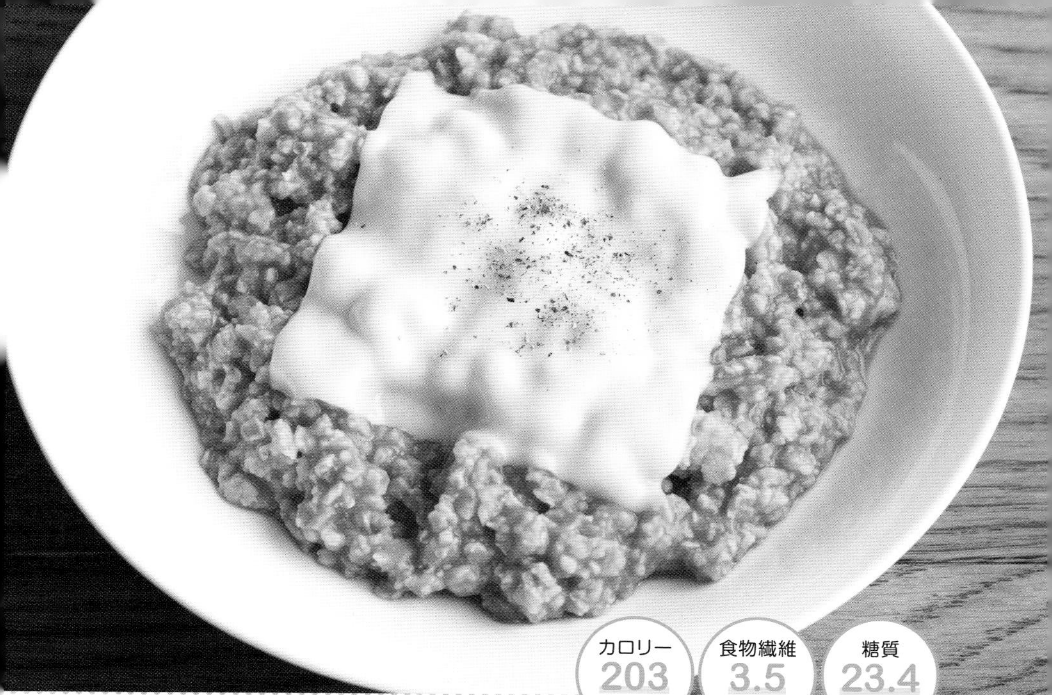

カロリー 203 kcal | 食物繊維 3.5 g | 糖質 23.4 g

トマトチーズリゾット

トマトの味が濃く、チーズとマッチ

[材料／1人分]

オートミール（クイックオーツ）…30g
水…100mℓ
トマトジュース（食塩無添加）…100mℓ
顆粒コンソメスープの素…小さじ1と1/2
スライスチーズ…1枚
こしょう…少々

[作り方]

1 オートミールと水を耐熱容器に入れ、約30秒おいたあと、電子レンジで約1分30秒加熱する。

2 トマトジュースとコンソメを入れ、全体を軽く混ぜる。

3 スライスチーズをのせて、電子レンジで1分30秒加熱する。こしょうをふる。

ベーコンを刻んで入れると、さらにおいしくなります。

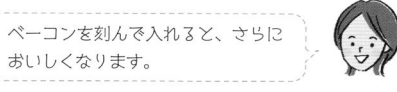

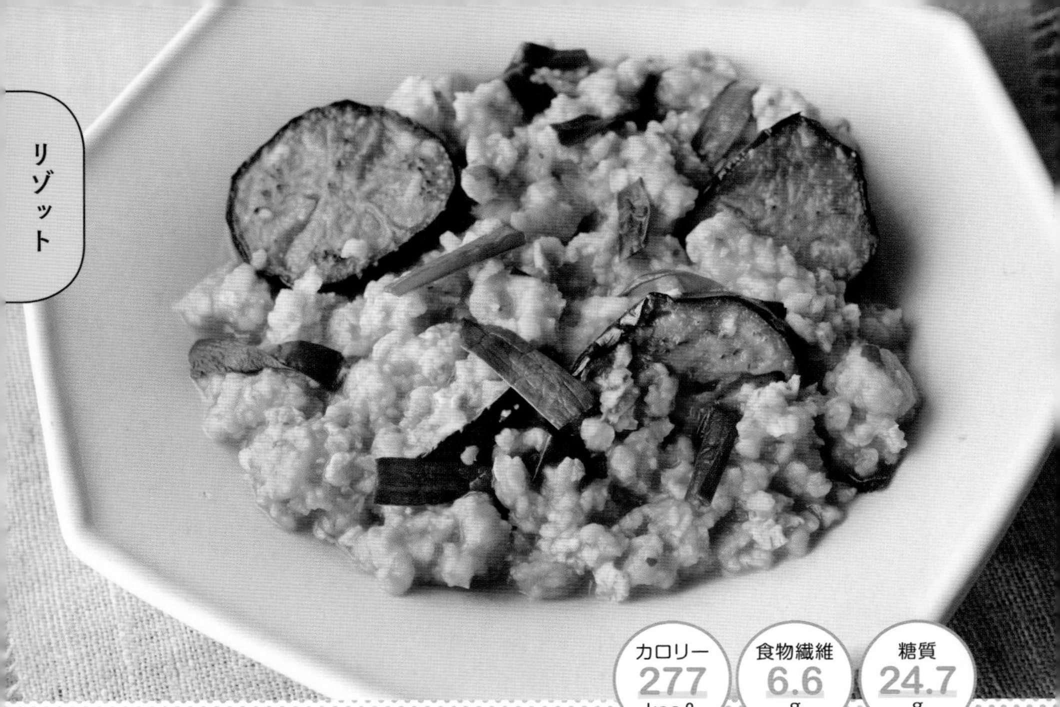

カロリー 277 kcaℓ　食物繊維 6.6 g　糖質 24.7 g

うま辛！ 麻婆なすリゾット

ピリ辛なすが食欲をそそります

[材料／1人分]

オートミール（クイックオーツ）…30g
水…150mℓ
ごま油…大さじ1
なす（輪切り）…1本分
A しょうがチューブ…小さじ1
　にんにくチューブ…小さじ1
　めんつゆ（3倍希釈）…大さじ1
　豆板醤…適量
にら（5cm長さに切る）…1/2束分

豚ひき肉を加えるとボリュームUP。辛みが苦手なら、豆板醤はほんの少量で。

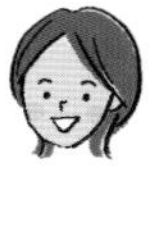

[作り方]

1 オートミールと水を耐熱容器に入れ、約30秒おいたあと、電子レンジで約1分30秒加熱する。

2 フライパンにごま油を入れ、中火でなすの両面を焼く。

3 火を少し弱めて、Aを入れる。にらも加え、さっと炒める。

4 1を入れて、全体に味をなじませるように軽く炒める。

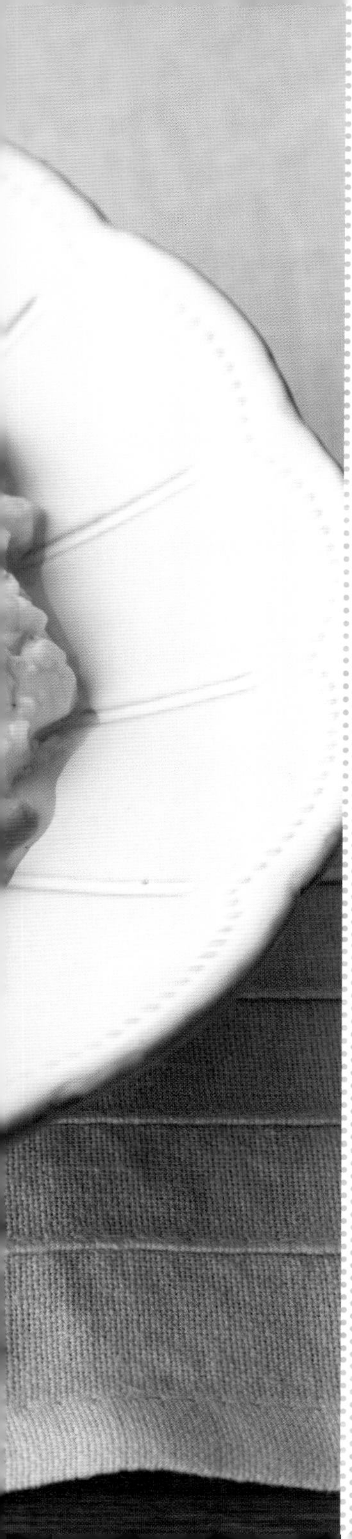

お豆腐
カルボリゾット

カルボナーラなのに豆腐でさっぱりした後味

[材料／1人分]

オートミール（クイックオーツ）…30g
水…100㎖
絹ごし豆腐…150g
A｜ベーコン（細切り）…15g
　｜スライスチーズ（ちぎる）…2枚分
　｜顆粒コンソメスープの素…小さじ1
　｜しょうゆ…小さじ1/2
　｜牛乳（豆乳、アーモンドミルクでも）…30㎖
卵…1個
こしょう…少々

[作り方]

1 オートミールと水を耐熱容器に入れ、約30秒おいたあと、電子レンジで約1分30秒加熱する。

2 1に豆腐を入れ、ほぐしながら全体を混ぜる。

3 Aを加え、軽く混ぜる。

4 ラップをして、電子レンジで1分加熱する。器に盛り付け、卵をのせて、こしょうをふる。

混ぜて食べると、まるでカルボナーラ。
豆腐を使っているので、通常のカルボナーラよりもカロリーも控えめ。

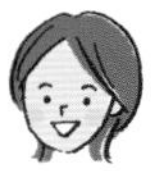

リゾット

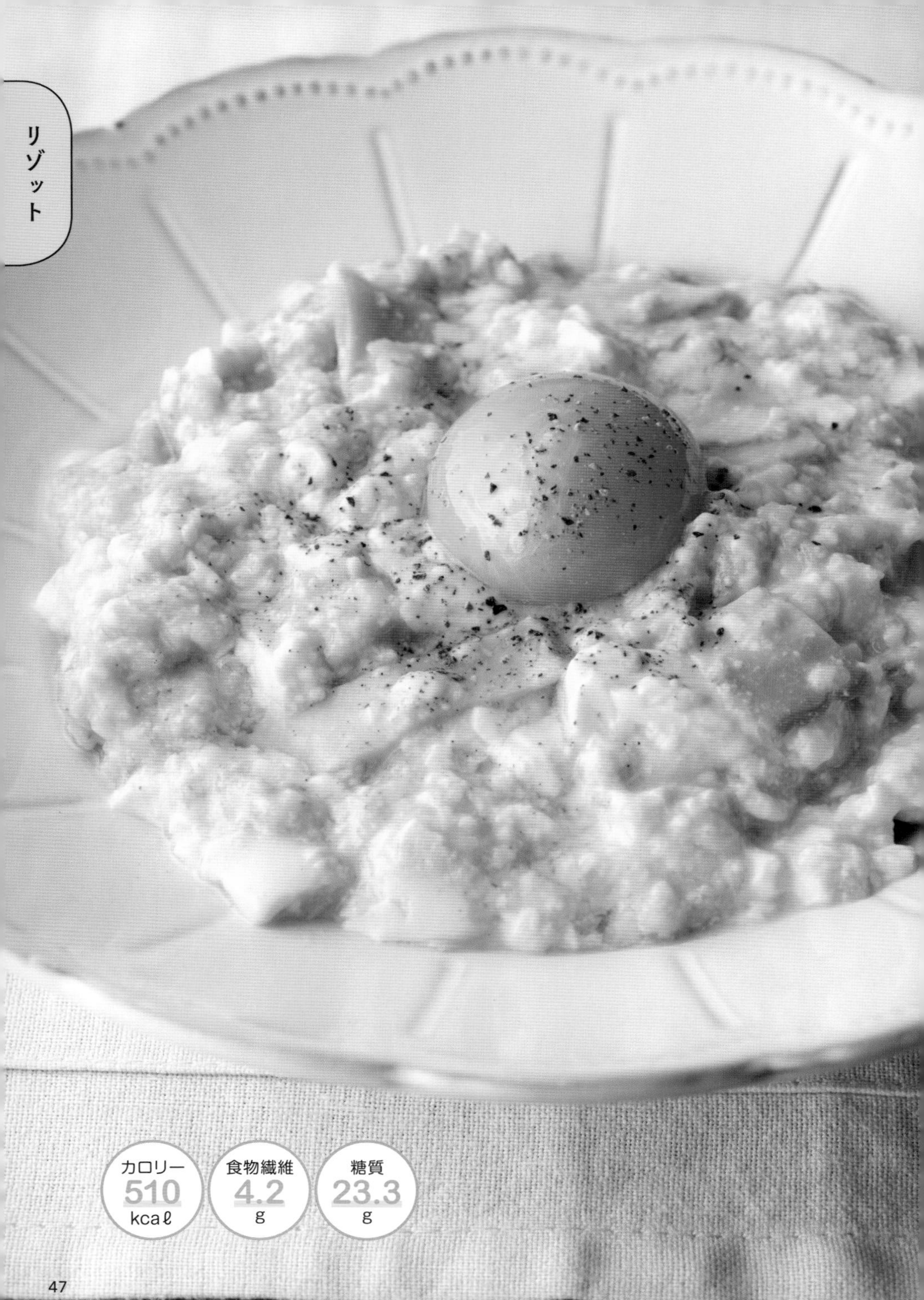

カロリー 510 kcalℓ

食物繊維 4.2 g

糖質 23.3 g

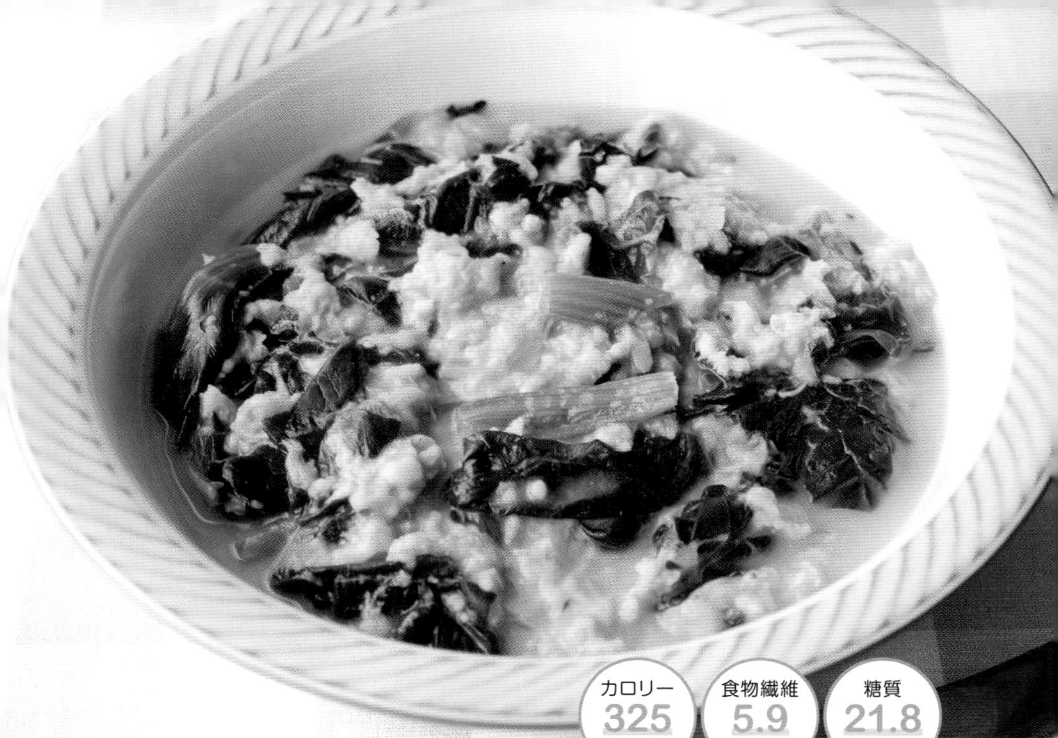

カロリー 325 kcal ／ 食物繊維 5.9 g ／ 糖質 21.8 g

ほうれん草たっぷりリゾット

ほうれん草とツナの相性がバツグン

[材料／1人分]

オートミール（クイックオーツ）…30g
ツナ水煮缶…1缶（70g）

A
- 有塩バター…3g
- 冷凍ほうれん草（カット）…80g
- 冷凍玉ねぎ（みじん切り）…30g
- 顆粒コンソメスープの素…小さじ1

B
- しょうゆ…小さじ1/2
- ピザ用チーズ…30g
- 水…200mℓ

[作り方]

1 鍋に水気をきったツナ、Aを入れて軽く炒める。

2 オートミール、Bを入れて沸騰するまで煮る。

ほうれん草と玉ねぎは、もちろん生のものを使用してもかまいません。

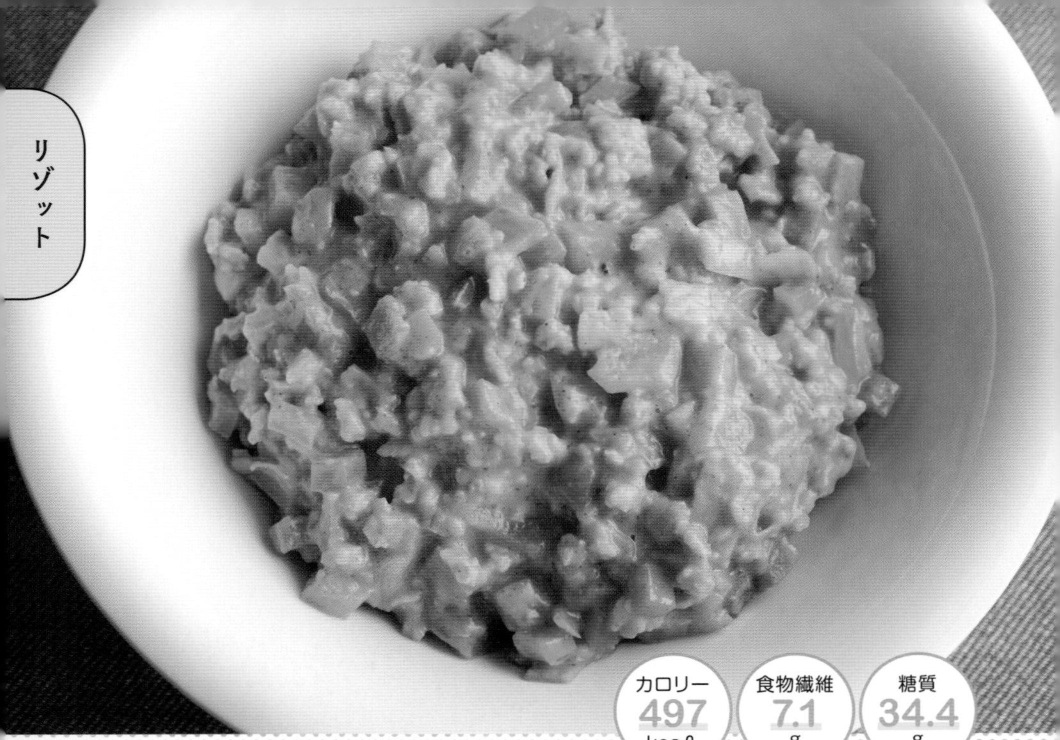

カロリー 497 kcal　食物繊維 7.1 g　糖質 34.4 g

ミルクカレーリゾット

具だくさんで噛み応えがあるので満足感がある

[材料／1人分]

オートミール（クイックオーツ）…30g

A
- ベーコン（粗みじん切り）…50g
- にんじん（粗みじん切り）…70g
- 玉ねぎ（粗みじん切り）…70g

サラダ油…小さじ1

B
- カレー粉…小さじ2
- 顆粒コンソメスープの素…小さじ1
- 牛乳（豆乳、アーモンドミルクでも）…100mℓ
- 水…100mℓ

[作り方]

1 鍋にA、サラダ油を入れて、玉ねぎがしんなりするまで炒める。

2 オートミール、Bを入れて煮込む。

牛乳を加えることで、マイルドなカレー味になります。

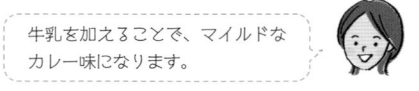

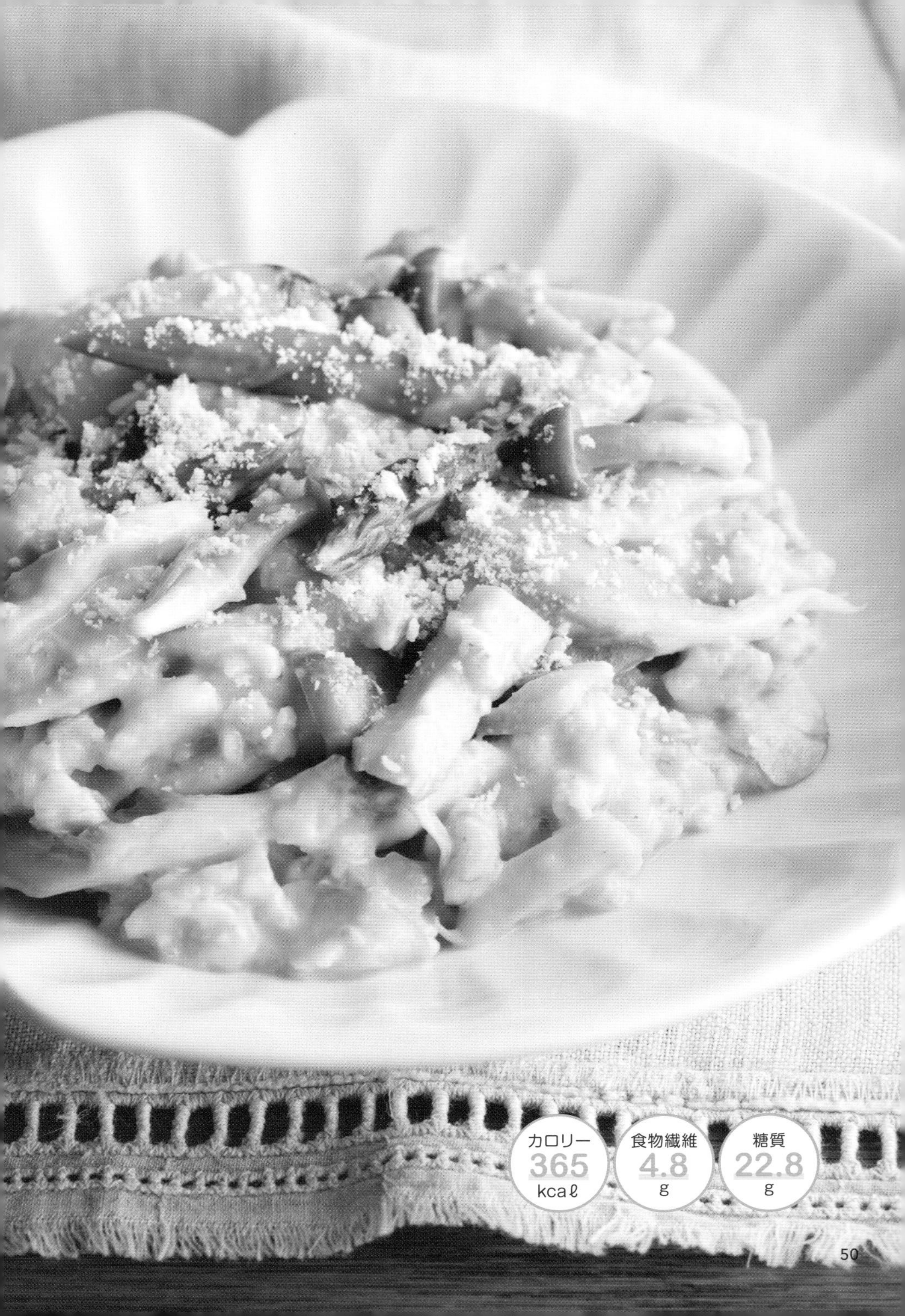

カロリー 365 kcaℓ

食物繊維 4.8 g

糖質 22.8 g

きのこリゾット

きのことベーコンのうま味がとっても合う

[材料／1人分]

オートミール（クイックオーツ）…30g
水…100㎖
A 有塩バター…10g
きのこ（しめじ、まいたけ、エリンギなど）…計50g
ベーコン（細切り）…30g
グリーンアスパラガス（斜め切り）…２本分
牛乳（豆乳でも）…50㎖
塩…少々
こしょう…少々
顆粒コンソメスープの素…小さじ1/2
粉チーズ…適量

[作り方]

1 オートミールと水を耐熱容器に入れ、約30秒おいたあと、電子レンジで約１分30秒加熱する。

2 鍋にAを入れて中火で炒める。

3 2をしっかりと炒めたら1を加える。

4 牛乳を少しずつ加える。お好みのとろとろ加減になるまで煮詰める。

5 塩、こしょう、コンソメで味をととのえる。器に盛り付け、粉チーズをふる。

ベーコンの代わりにウインナー、アスパラの代わりにほうれん草、玉ねぎなどでもおいしく仕上がります。

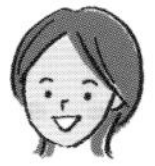

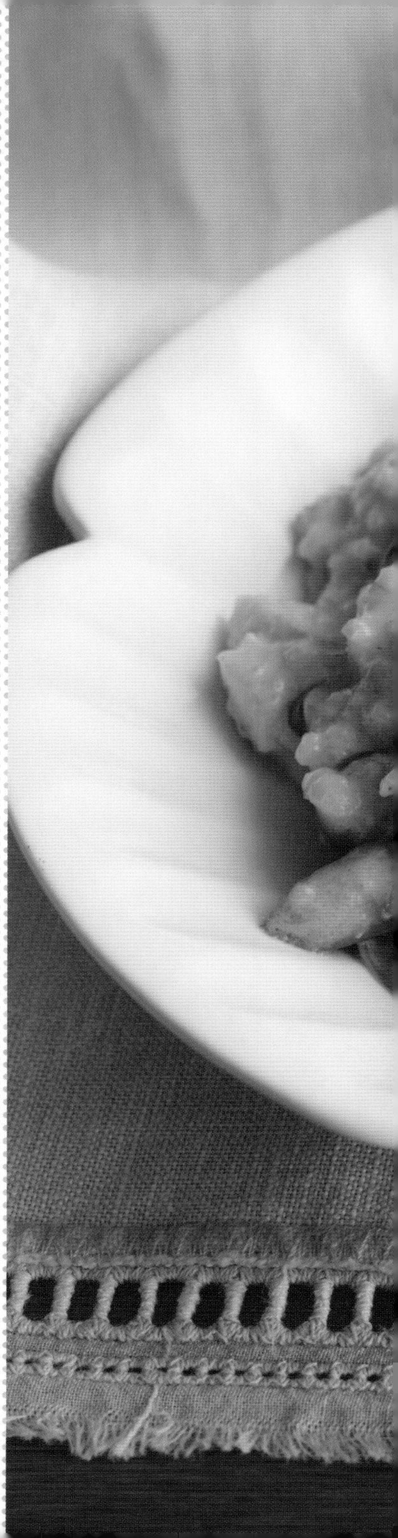

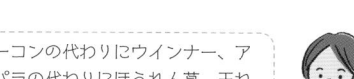

Column 2

離乳食にも使えるオートミール

オートミールは、良質なたんぱく質、ビタミン、ミネラル、鉄、食物繊維が豊富なので、赤ちゃんにも食べさせたい食品です。ほぼ無味で、状態も水加減で自由にできるので、お粥の代わりになります。

オートミールは食物繊維が豊富なので、赤ちゃんの胃腸で消化するには負担がかかります。胃腸の消化機能がととのってくる離乳食中期からはじめるのがおすすめ。最初は、他の食材と同様に病院が開いている時間帯にし、ひとさじから与えましょう。また、離乳食中期のころに体内に蓄積されていた鉄分が

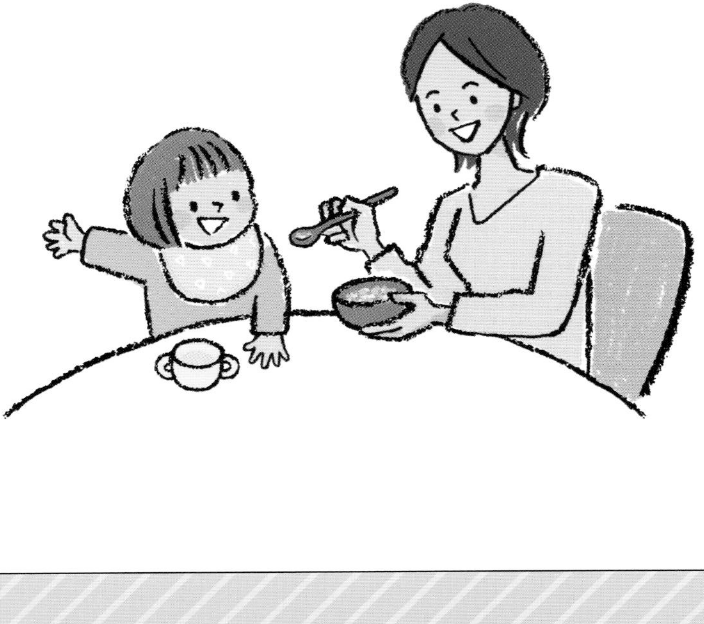

なくなってきます。オートミールには鉄分が含まれているので補うこともできます。

オートミールは、製造の過程で小麦が混入する場合もあるので、小麦アレルギーの方は、はじめは少量から試してください。

おすすめは、細かく砕けているクイックオーツ。水分で十分にふやかしてお粥のようにします。一食あたりのオートミールの分量の目安は、中期で10g、後期で20g、完了期で30g。あくまでも目安なので、赤ちゃんの成長に合わせて調節してください。バナナやきなこを混ぜて甘みのあるお粥にしたり、この本のレシピで紹介しているチキンナゲットのようにひき肉と混ぜてもいいでしょう。

介護食にも最適なオートミール

介護食にもおすすめです。とろとろなものから、ある程度の噛み応えのあるものまで、調整が可能。

また、便秘になりがちな高齢者には、食物繊維が摂れるのもよいポイント。

食べる量が減ってきてしまう高齢者に、少量でも栄養豊富なオートミールはおすすめな食品です。野菜や小魚、ひき肉などを加えて栄養を補い、バランスよく食べるといいでしょう。水分量によっては、喉につまりやすいこともあるので注意してください。

丼

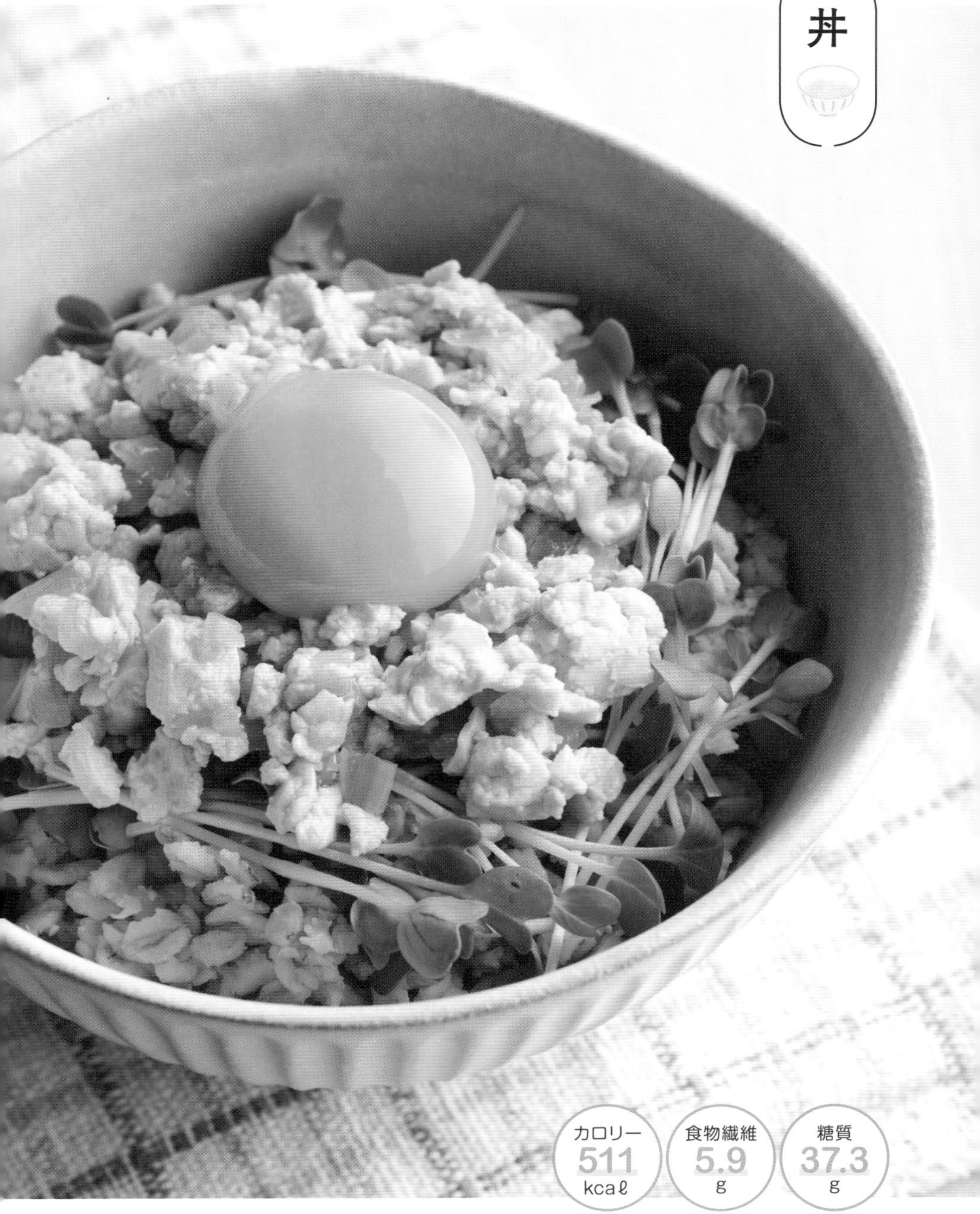

カロリー 511 kcaℓ

食物繊維 5.9 g

糖質 37.3 g

豆腐のしょうがそぼろ丼

豆腐そぼろは、ほんのり甘めの味付け

[材料／1人分]

オートミール（ロールドオーツ）…30g
水…50㎖
サラダ油…小さじ1
A 木綿豆腐…200g
　しょうが（みじん切り）…10g
　玉ねぎ（みじん切り）…30g
　酒…大さじ1
B みりん…大さじ1
　しょうゆ…大さじ1/2
　はちみつ…小さじ1
　顆粒和風だしの素…小さじ1
卵…1個
かいわれ大根…適量

[作り方]

1 熱したフライパンにサラダ油とAを入れ、中火で、豆腐を細かくほぐしながら炒める。

2 1にBを加えて、水分がとぶまで炒める。

3 オートミールと水を耐熱容器に入れ、約30秒おいたあと、電子レンジで約1分加熱する。オートミールを箸でほぐしておく。

4 3を器に盛り付け、2とかいわれ大根をのせ、卵を割り入れる。

オートミールを箸でほぐすことで、よりお米のような見た目と食感になります。

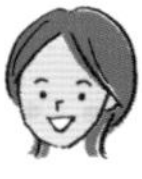

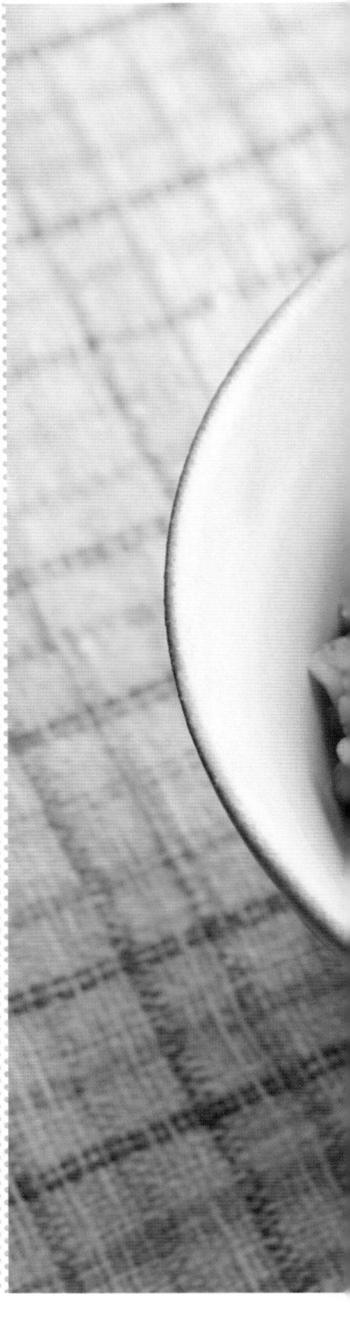

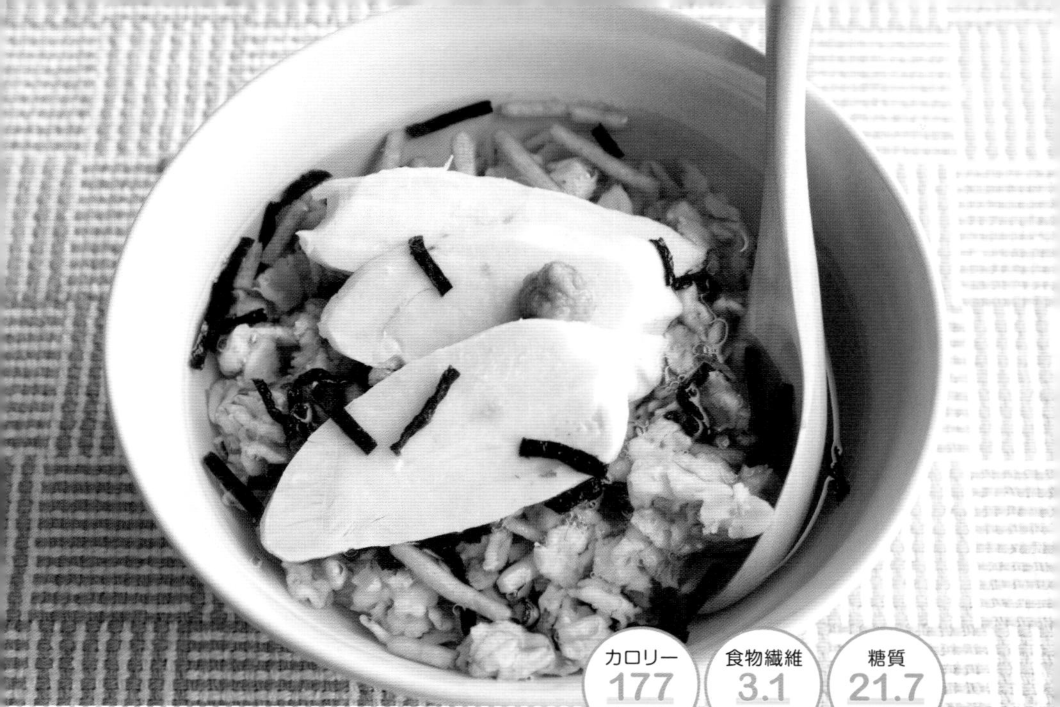

カロリー 177 kcal

食物繊維 3.1 g

糖質 21.7 g

柚子こしょうサラダチキン茶漬け

オートミールは、お茶漬けにしても合うんです

[材料／1人分]

オートミール（ロールドオーツ）…30g
水…50㎖
サラダチキン（市販品・切れているタイプ）…3切れ
柚子こしょう…適量
お茶漬けの素（お好みの味で）…1袋

[作り方]

1 オートミールと水を耐熱容器に入れ、約30秒おいたあと、電子レンジで約1分加熱する。

2 1を器に盛り付け、サラダチキン、柚子こしょうをのせ、お茶漬けの素を入れる。

3 熱湯（分量外）を注ぐ。

サラダチキンで満足感がup。
お茶漬けの素は海苔味を使っていますが、お好みでOK。

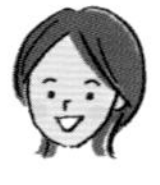

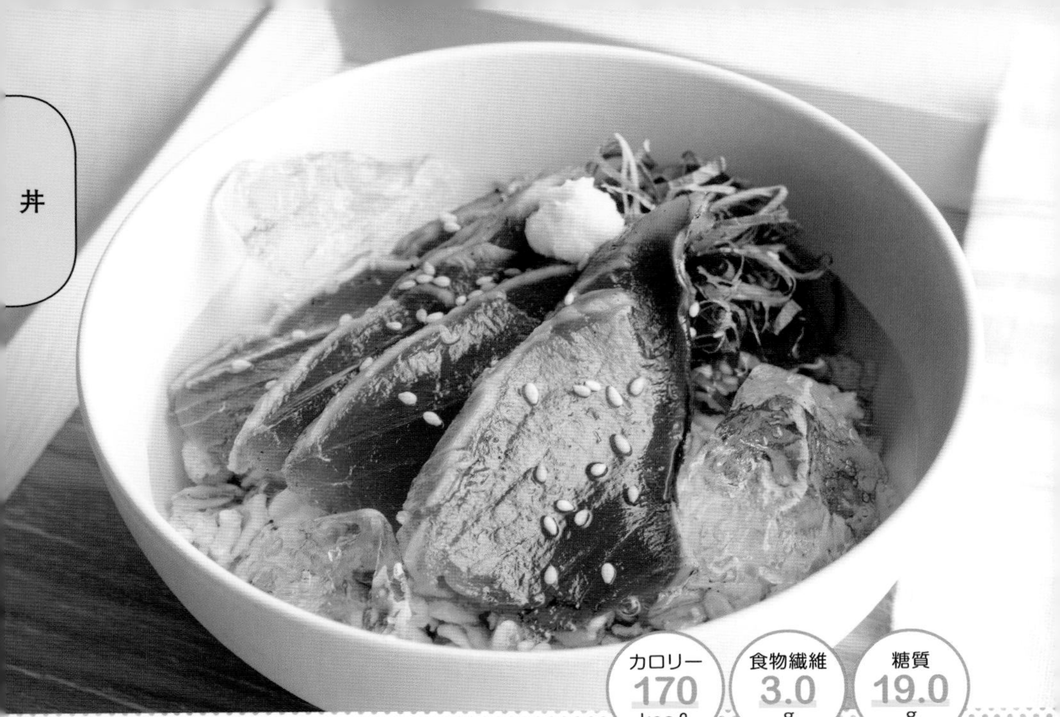

カロリー 170 kcal　食物繊維 3.0 g　糖質 19.0 g

かつおの冷やし出汁茶漬け

夏にぴったりな冷たいお茶漬け

[材料／1人分]

オートミール（ロールドオーツ）…30g
水…50㎖
かつお（刺身用）…４切れ
大葉（細切り）…２枚分
白だし…大さじ１
冷水…150㎖
しょうがチューブ…適量
白いりごま…適量

[作り方]

1 オートミールと水を耐熱容器に入れ、約30秒おいたあと、電子レンジで約１分加熱する。粗熱をとり、さましておく。

2 1を器に盛り付け、かつお、大葉をのせて、白だしと冷水をそそぐ。

3 しょうがをのせ、ごまをふる。

※氷を入れて冷やすと、出汁も冷たくなり、おすすめ。

かつおをたいに代えてもおいしく仕上がります。

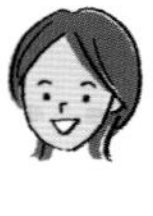

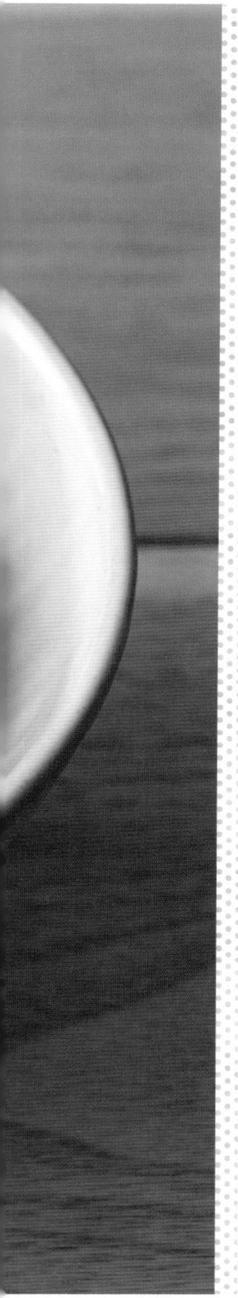

おから炒り卵の鶏そぼろ丼

炒り卵がおからと豆乳でヘルシー

[材料／2人分]

オートミール
（ロールドオーツ）…60g
水…100㎖
サラダ油…大さじ1/2

●おから炒り卵

卵…2個
おからパウダー
…大さじ1と1/2
無調整豆乳…大さじ1
みりん…大さじ1/2
砂糖…大さじ1/2
塩…少々

●鶏そぼろ

鶏ひき肉…150g
酒…大さじ1/2
みりん…大さじ1/2
砂糖…大さじ1/2
しょうゆ…大さじ1
しょうがチューブ…小さじ1/2
青菜（小松菜、ほうれん草など）…お好みで
紅しょうが…お好みで

[作り方]

1 炒り卵の材料をすべてボウルに入れてよく混ぜる。

2 熱したフライパンにサラダ油半量と1を入れ、菜箸などでかき混ぜながら、そぼろ状になるまで炒める。器にあけておく。

3 同じフライパンに残りのサラダ油と鶏そぼろの材料を入れ、菜箸などでかき混ぜながら、そぼろ状になるまで炒める。

4 オートミールと水を耐熱容器に入れ、約30秒おいたあと、電子レンジで約1分加熱する。器に盛り付け、2と3をのせる。お好みで茹でた青菜、紅しょうがをのせる。

炒り卵におからが入っているので、
ふわっとした卵になります。

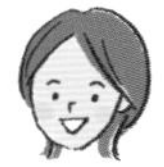

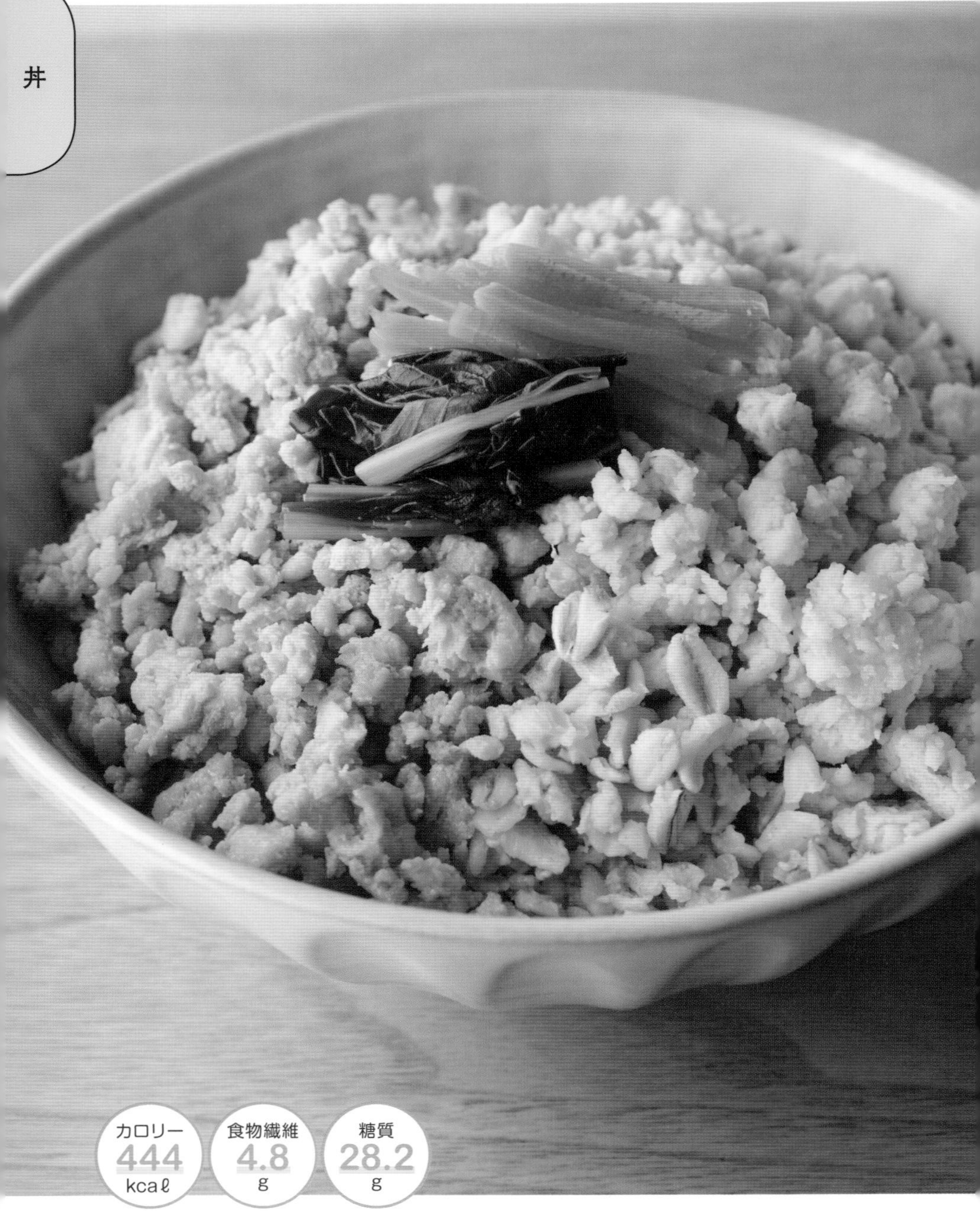

カロリー 444 kcaℓ

食物繊維 4.8 g

糖質 28.2 g

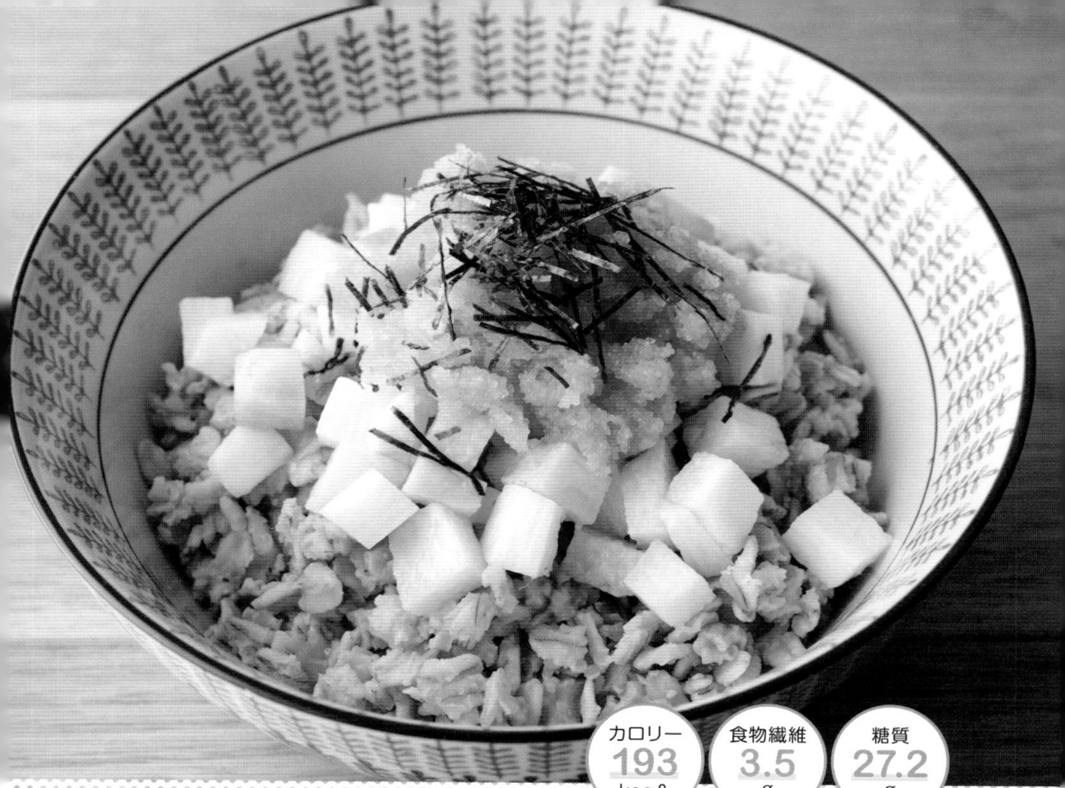

カロリー 193 kcaℓ

食物繊維 3.5 g

糖質 27.2 g

たらこと長いものネバたら丼

長いものサクサクとたらこのプチプチ感が相性バツグン

[材料／1人分]

オートミール(ロールドオーツ)…30g
水…50mℓ
長いも(1cm角に切る)…70g
たらこ(皮をとる)…1/2腹
しょうゆ…適量
刻み海苔…お好みで

たらこの塩気があるので、
しょうゆはたらす程度で。

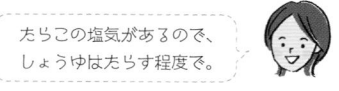

[作り方]

1 オートミールと水を耐熱容器に入れ、約30秒おいたあと、電子レンジで約1分加熱する。

2 1を器に盛り付け、長いもとたらこをのせる。

3 しょうゆをたらす。お好みで海苔をのせる。

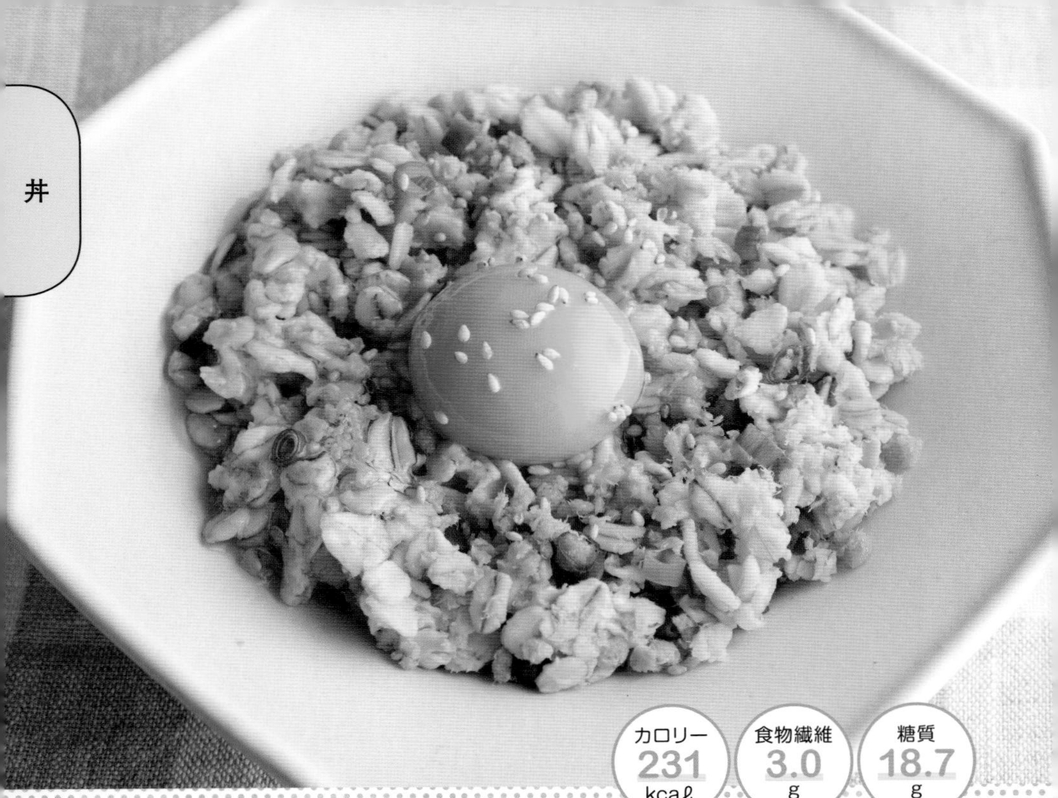

カロリー 231 kcal

食物繊維 3.0 g

糖質 18.7 g

鮭フレークとねぎの卵かけ丼

鮭と卵が絡み合っておいしい丼

[材料／1人分]

オートミール(ロールドオーツ)…30g
水…50mℓ
小ねぎ(小口切り)…適量
鮭フレーク…大さじ1と1/2
卵…1個
白いりごま…適量

[作り方]

1 オートミールと水を耐熱容器に入れ、約30秒おいたあと、電子レンジで約1分加熱する。

2 1にねぎと鮭フレークを加えて混ぜる。

3 器に盛り付け、卵を割り入れ、ごまをふる。

お好みでしょうゆをたらしてもおいしくなります。

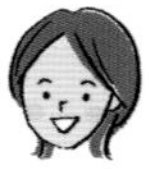

レンジで簡単♪親子丼

缶詰と卵で簡単に親子丼になります

[材料／1人分]

オートミール（ロールドオーツ）…30g
水…50㎖
溶き卵…2個分
焼き鳥の缶詰（塩味）…1缶（70g）
小ねぎ（小口切り）…適量

[作り方]

1 オートミールと水を耐熱容器に入れ、約30秒おいたあと、電子レンジで約1分加熱する。箸でほぐしておく。

2 耐熱容器に卵と焼き鳥を入れて軽くかき混ぜる。電子レンジで1分加熱する。

3 2を取り出して、軽くかき混ぜたら、再度電子レンジで1分加熱。取り出して軽くかき混ぜ、再度電子レンジで30秒加熱。

※卵の状態を見て、加熱時間を調節してください。

4 3を軽くかき混ぜたら、器に盛り付けた1の上にのせ、ねぎを散らす。

焼き鳥の缶詰はタレ味でもおいしいです。
作り方は変わりません。

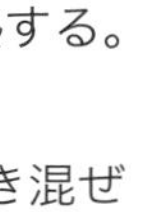

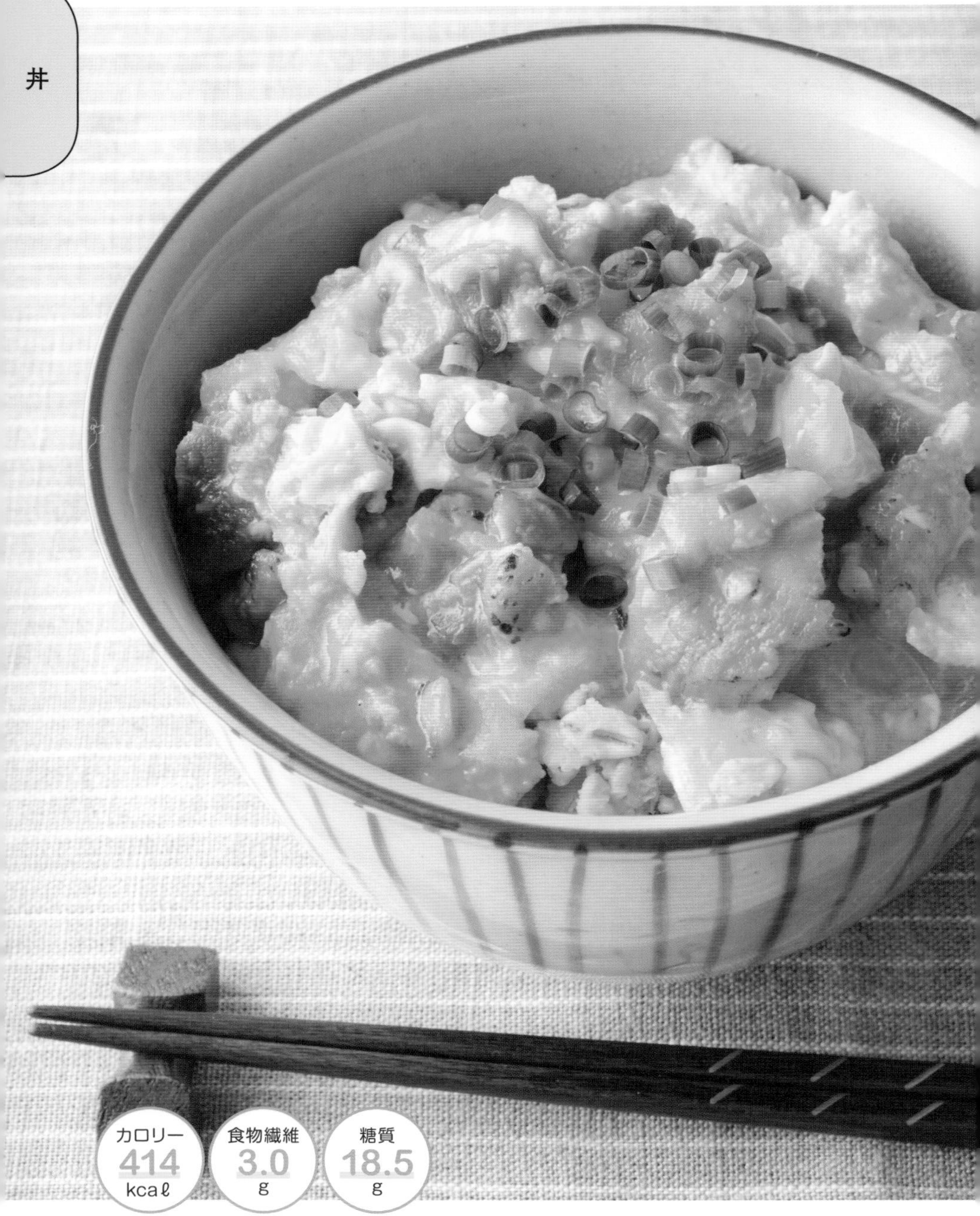

カロリー 414 kcal

食物繊維 3.0 g

糖質 18.5 g

炒めごはん

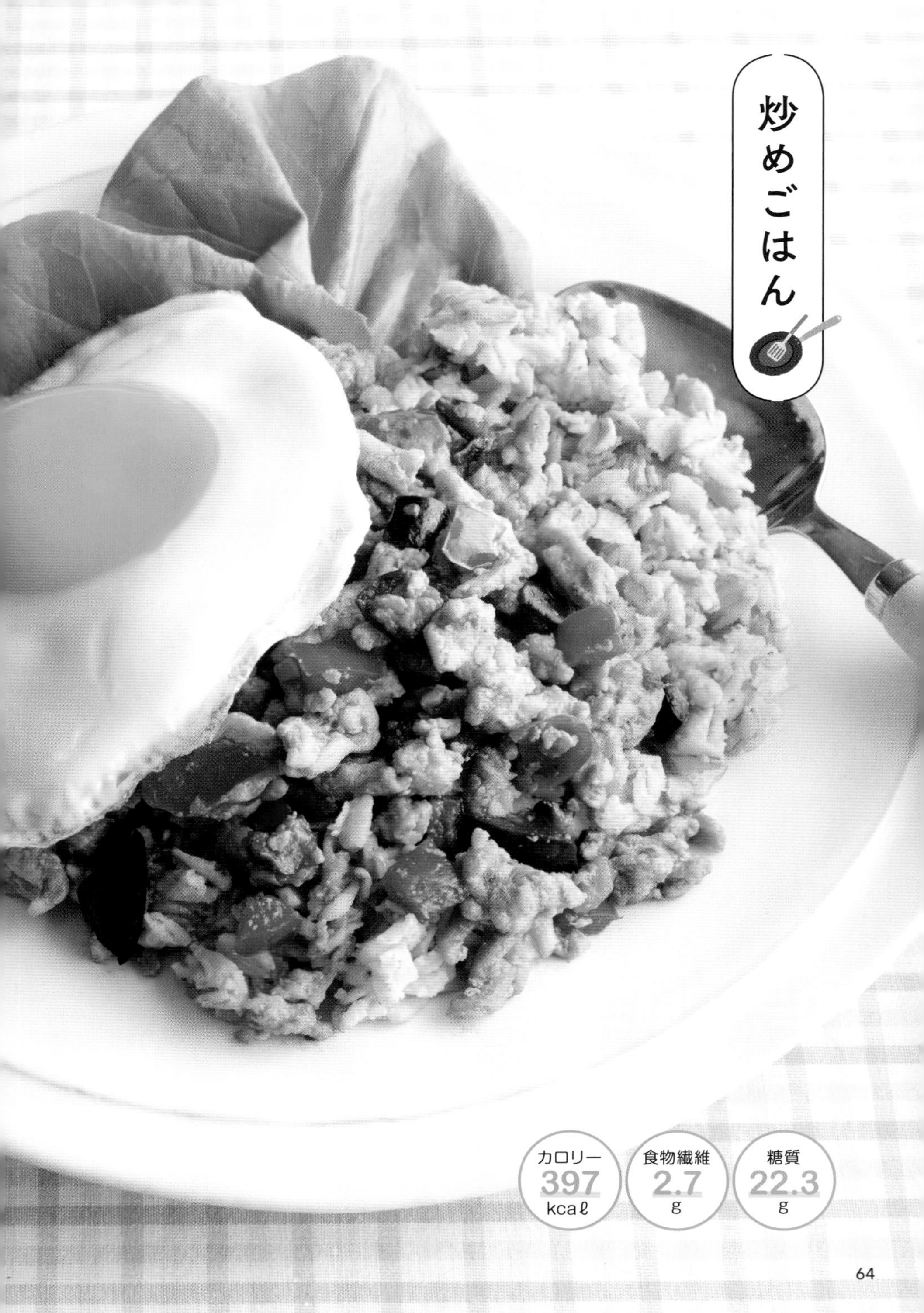

カロリー 397 kcaℓ

食物繊維 2.7 g

糖質 22.3 g

ガパオライス

人気のアジアごはんもオートミールで

[材料／2人分]

オートミール(ロールドオーツ)…60g
水…100㎖
卵…2個
サラダ油…大さじ1/2
なす(粗みじん切り)…1/2本分
赤パプリカ(粗みじん切り)…1/2個分
鶏ひき肉…200g
A ナンプラー…小さじ1
オイスターソース…小さじ2
にんにくチューブ…小さじ1
豆板醤…小さじ1/2
砂糖…小さじ1
こしょう…少々
サラダ菜…適量
レモン汁…適量

[作り方]

1 オートミールと水を耐熱容器に入れ、約30秒おいたあと、電子レンジで約1分加熱する。目玉焼きを作っておく。

2 フライパンにサラダ油を入れて強火で野菜を炒める。

3 鶏ひき肉、Aを加えて、鶏ひき肉に火が通るまで炒める。

4 器にサラダ菜を敷き、1のオートミールを盛り付ける。その上に3をのせ、目玉焼きをのせる。レモン汁をかける。

食べるときは、全体を混ぜ合わせて味をなじませて食べます。

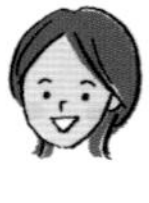

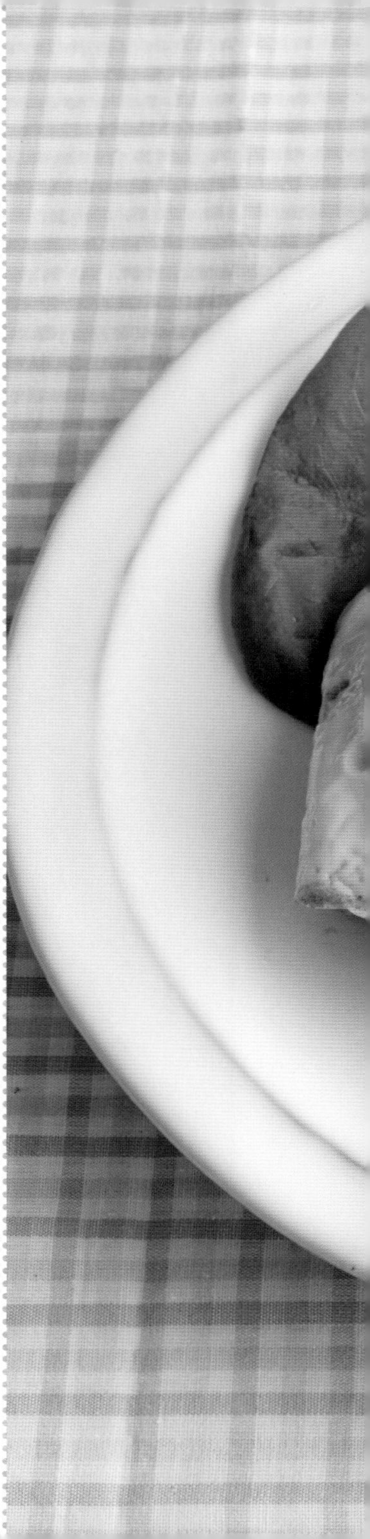

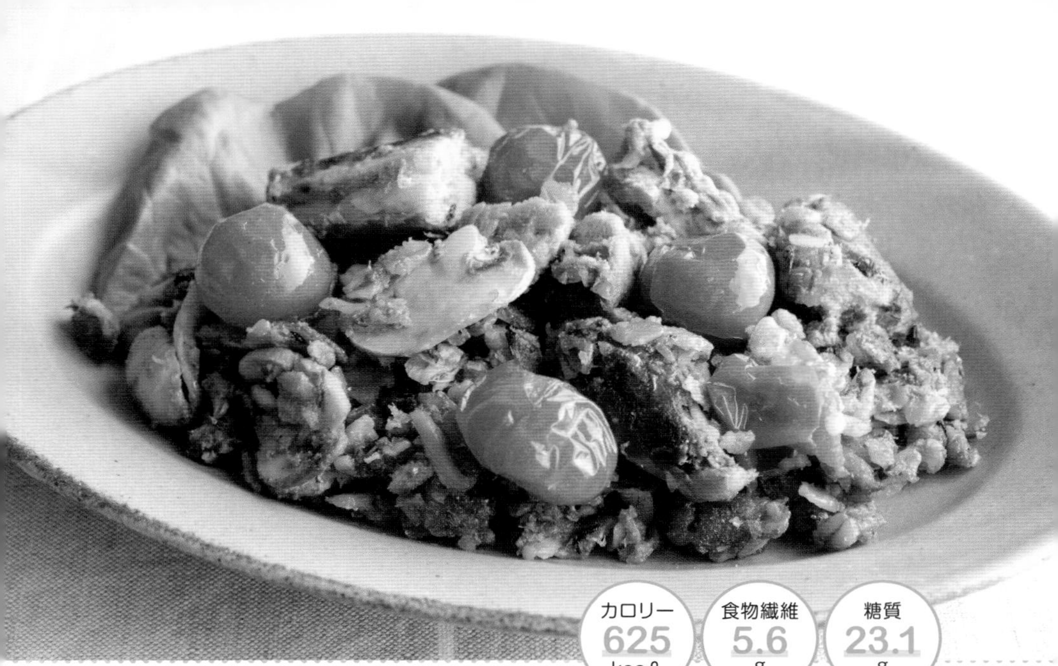

カロリー 625 kcalℓ
食物繊維 5.6 g
糖質 23.1 g

さば缶ピラフ

カレーの風味が食欲をそそります

[材料／1人分]

オートミール（ロールドオーツ）…30g
水…50mℓ
さば水煮缶…1缶（190g）
A｜オリーブオイル…大さじ1
　｜マッシュルーム（スライス）…3個分
　｜ミニトマト…6個
　｜カレー粉…小さじ2
　｜塩…少々
　｜こしょう…少々
サラダ菜…お好みで

[作り方]

1 フライパンにAを入れ、中火で炒める。さば缶は水気をきって入れ、ほぐしながら炒める。

2 オートミールと水を耐熱容器に入れ、約30秒おいたあと、電子レンジで約1分加熱する。

3 1に2を加えて、水分をとばしながら炒める。器に盛り、お好みでサラダ菜を添える。

マッシュルームの代わりにしめじ、エリンギなどお好みのきのこでもOK。

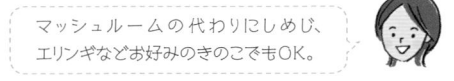

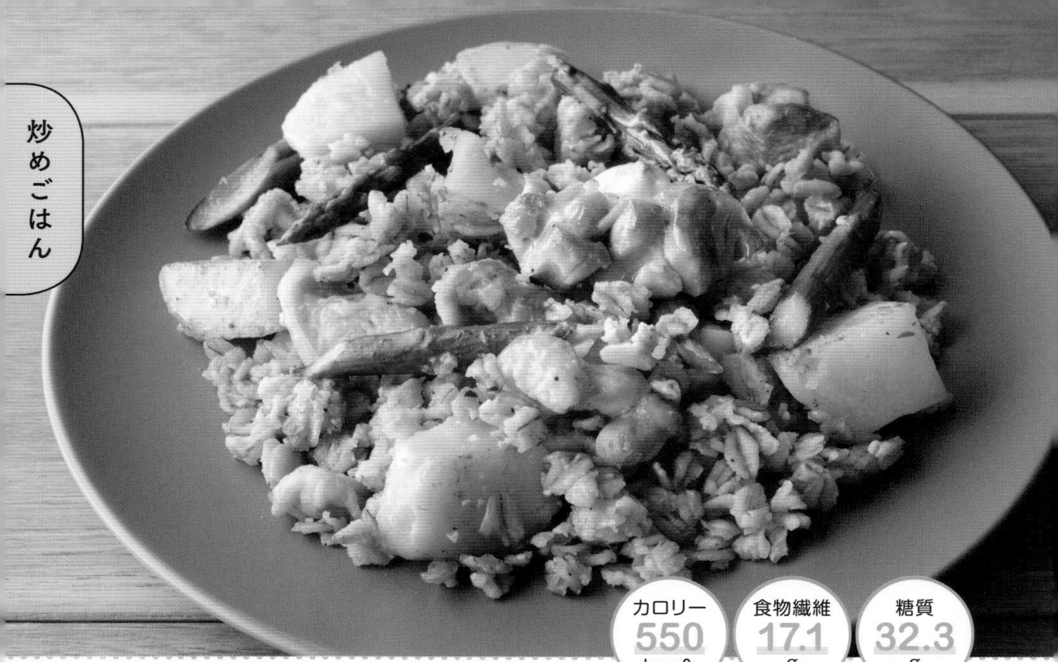

カロリー 550 kcaℓ

食物繊維 17.1 g

糖質 32.3 g

鶏とじゃがいものピラフ

じゃがいもが入って食べ応えのあるピラフ

[材料／1人分]

オートミール（ロールドオーツ）…30g
水…50mℓ
じゃがいも（ひと口大に切る）…1個分
鶏もも肉（ひと口大に切る）
…1/2枚分（150g）
グリーンアスパラガス（斜め切り）
…2本分
アヒージョの素（粉末のもの）…適量
サラダ油…小さじ1
こしょう…少々

鶏むね肉にすると、よりヘルシーに仕上がります。野菜はお好みのものでOK。

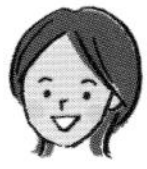

[作り方]

1 オートミールと水を耐熱容器に入れ、約30秒おいたあと、電子レンジで約1分加熱する。

2 じゃがいもを耐熱容器に入れて、少量の水（分量外）をかけて、ラップをして電子レンジで5分加熱する。

3 フライパンにサラダ油を入れて鶏肉を焼き、片面に火が通ったら2、アスパラを入れて炒める。

4 全体に火が通ったら、1とアヒージョの素を入れ、混ぜる。こしょうをふり、味をととのえる。

ふわとろ卵のオムライス風

卵をふんわりとのせるオートミールのオムライス

［材料／1人分］

●ケチャップオートミール

オートミール…30g
水…50㎖
オリーブオイル…大さじ1
玉ねぎ（粗みじん切り）…40g
ベーコン（粗みじん切り）…30g
トマトケチャップ…大さじ1

●ふわとろ卵

卵…2個
牛乳…大さじ1
有塩バター…10g
トマトケチャップ…お好みで
パセリ…お好みで

［作り方］

1 オートミールと水を耐熱容器に入れ、約30秒おいたあと、電子レンジで約1分加熱する。

2 フライパンにオリーブオイルを入れ、玉ねぎとベーコンを中火で炒める。火が通ったらケチャップを入れてなじませる。

3 1を加えて全体を混ぜ合わせ、器に盛る。

4 ボウルに卵を割り入れ、牛乳を加えてときほぐしておく。

5 フライパンにバターを入れて中火で溶かし、4を入れる。

6 フライパンをゆすりながら、菜箸で卵をかき混ぜ続けて火を通す。

7 卵が半熟になったら火を止めて、3の上にのせる。お好みでケチャップをかけて、パセリを散らす。

普通のケチャップライスと違って、
やや粘り気があります。

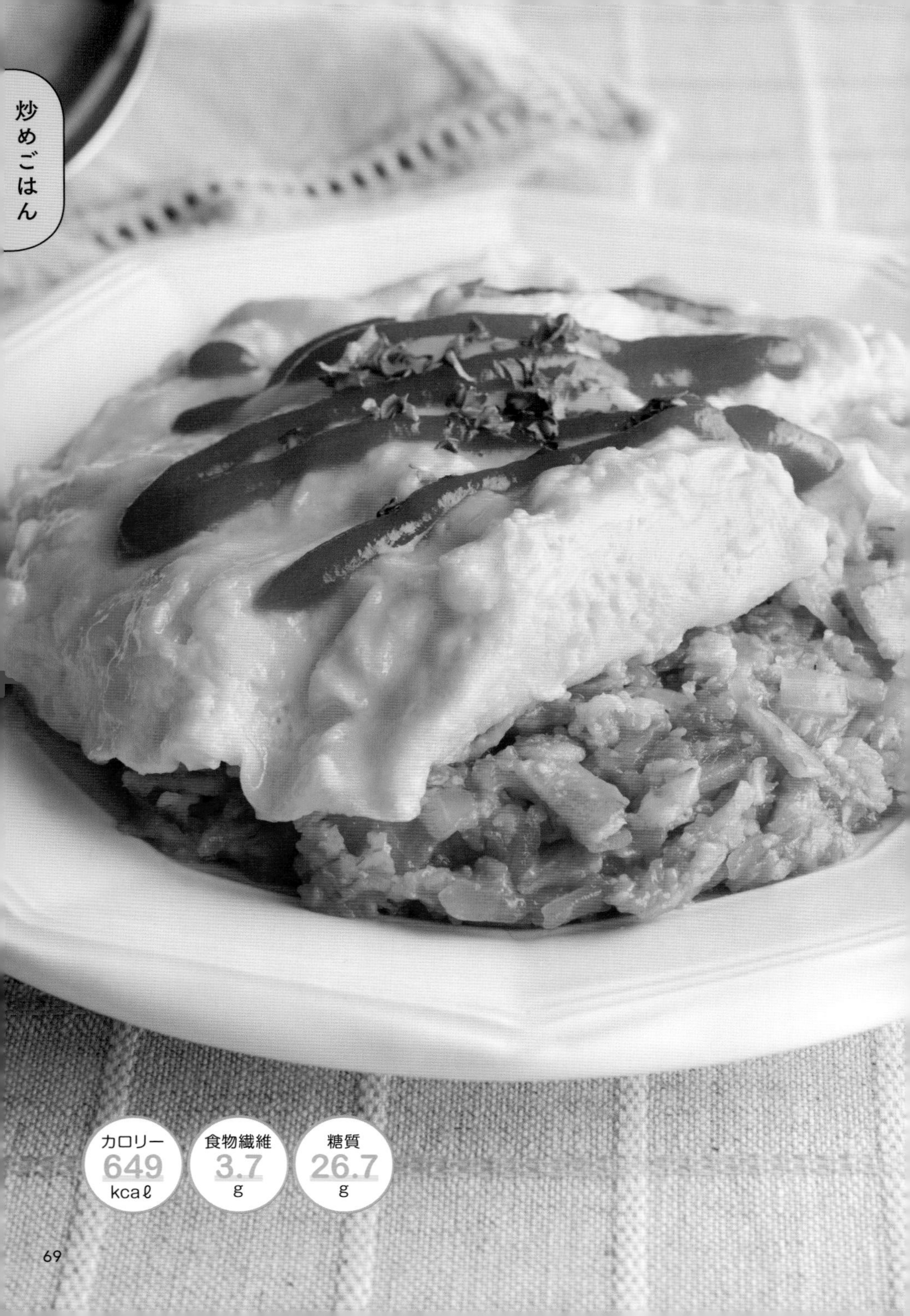

カロリー 649 kcaℓ

食物繊維 3.7 g

糖質 26.7 g

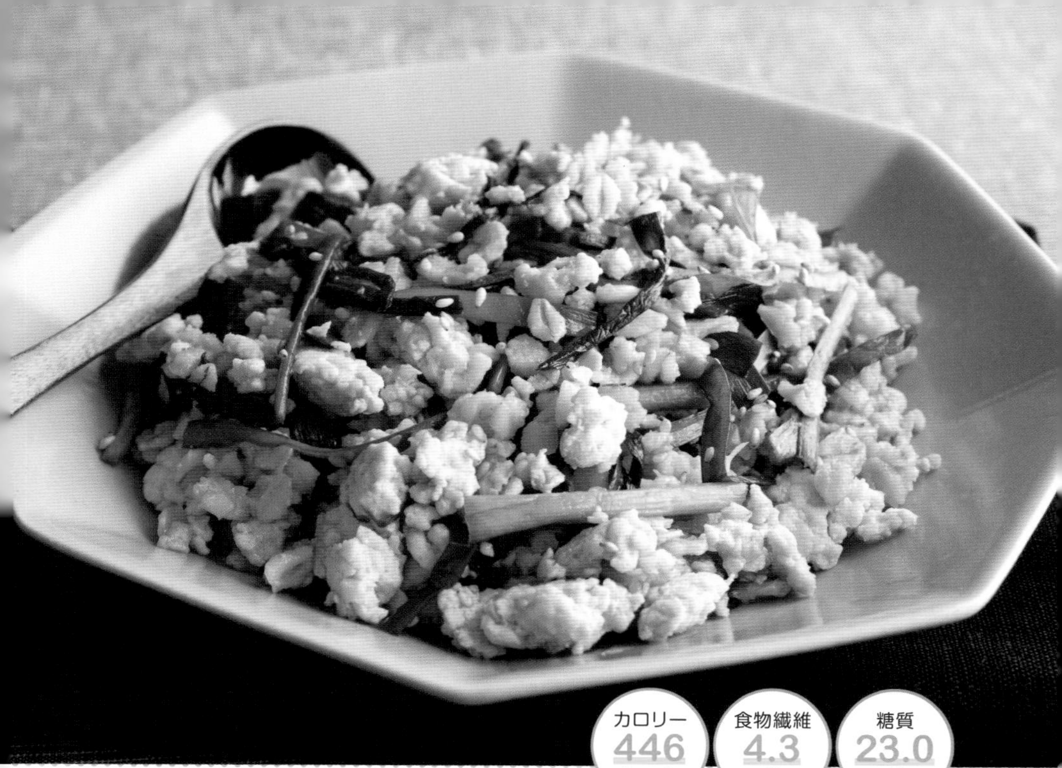

カロリー 446 kcaℓ

食物繊維 4.3 g

糖質 23.0 g

にらと鶏ひき肉のチャーハン

ひき肉とオートミールがよく混ざり合う

[材料／1人分]

オートミール(ロールドオーツ)…30g

水…50㎖

サラダ油…小さじ1

A 鶏ひき肉…150g

酒…大さじ1

顆粒鶏がらスープの素…小さじ1

B にら(5cm長さに切る)…1/2束分

焼き肉のたれ…大さじ1/2

白いりごま…適量

[作り方]

1 オートミールと水を耐熱容器に入れ、約30秒おいたあと、電子レンジで約1分加熱する。

2 フライパンにサラダ油とAを入れて中火で炒める。

3 鶏肉にしっかりと火が通ったら、1とBを入れて炒める。

焼き肉のたれは、味を見ながら入れてください。

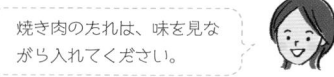

Column 3

海外セレブ、アスリートはオートミール愛好家

「オートミール」をインターネットで検索をすると、海外セレブやアスリートたちが食べているという記事を目にします。また、海外ドラマや映画などでの朝食シーンにもオートミールが出てくることも。牛乳であたためたポリッジと呼ばれるお粥が伝統的なメニューです。

欧米では、オートミールはダイエット方法のひとつとしてメジャーなもの。海外のトップモデルやハリウッド女優たちは体型維持やボディメイクのために、アスリートは減量のために、オートミールを食べているとのことです。たんぱく質、食物繊維が豊富で、美容にもよく健康的にダイエットができるので人気です。

シンプルに牛乳をかけたり、ヨーグルトに一晩漬けたり、マフィンに混ぜて焼いたりなど、いろいろな食べ方をしているそう。おしゃれにおいしく食べているようです。

セレブやアスリートたちの行うオートミールダイエットは、食生活や運動などをきちんと管理する人がついていることがほとんど。記事を読んで一般人がマネするには、やや心配なところもあるので、注意しましょう。

おにぎり

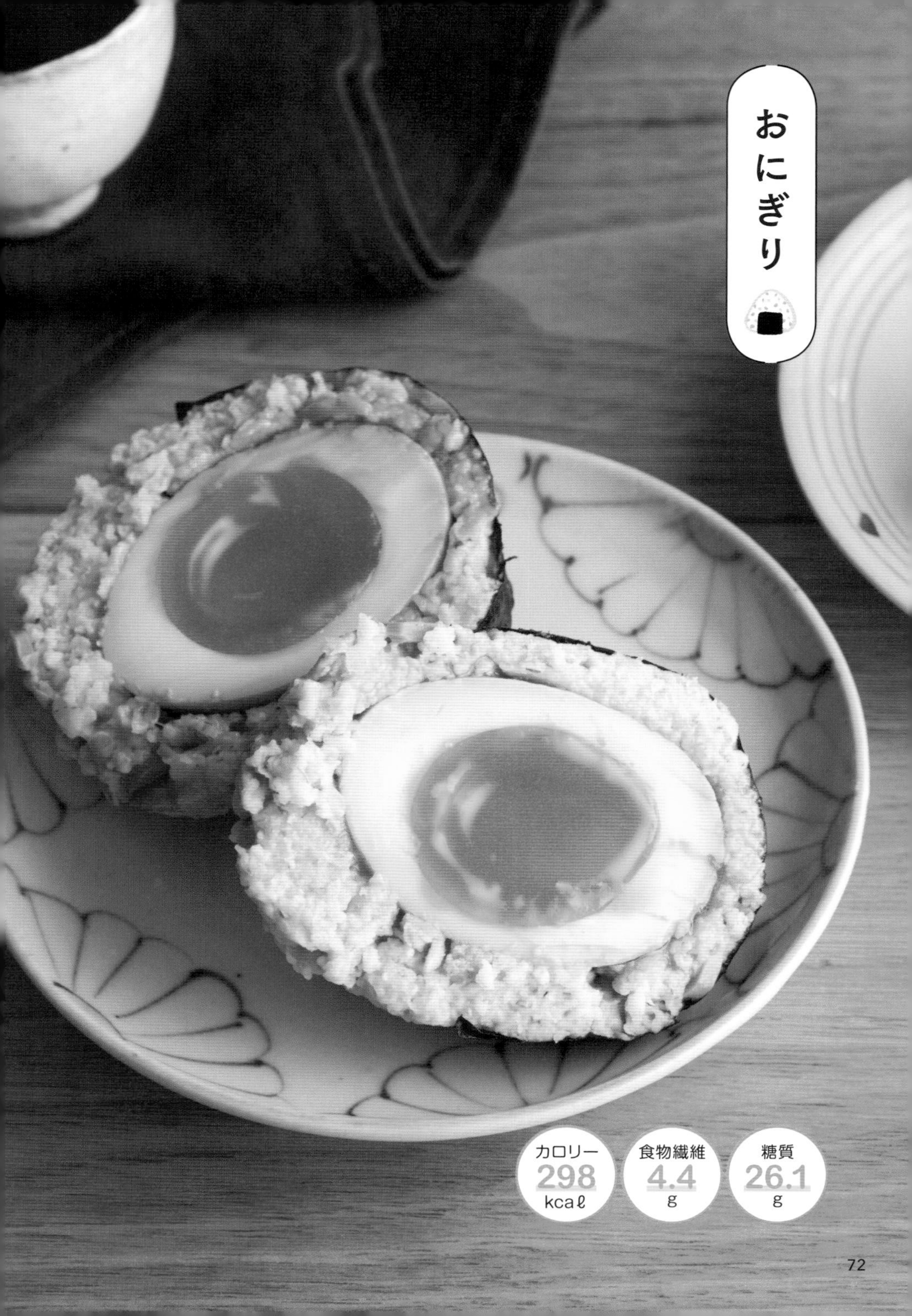

カロリー 298 kcaℓ
食物繊維 4.4 g
糖質 26.1 g

うま辛！ 味玉おにぎり

味玉が丸ごと入ってお腹満足

[材料／１人分／１個]

オートミール（クイックオーツ）…40g
水…80㎖
紅しょうが…8g
マヨネーズ…小さじ２
味玉…１個
焼き海苔…適量

[作り方]

1 オートミールと水を耐熱容器に入れ、約30秒おいたあと、電子レンジで約１分加熱する。箸ですぐほぐす。

2 1に紅しょうが、マヨネーズを入れて混ぜる。

3 ラップに2を広げ、味玉をのせて包んで握る。崩れないように海苔を巻く。

クイックオーツで作ることで、まとまりやすくなります。海苔を巻いて崩れ防止に。

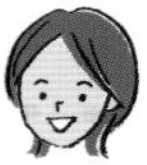

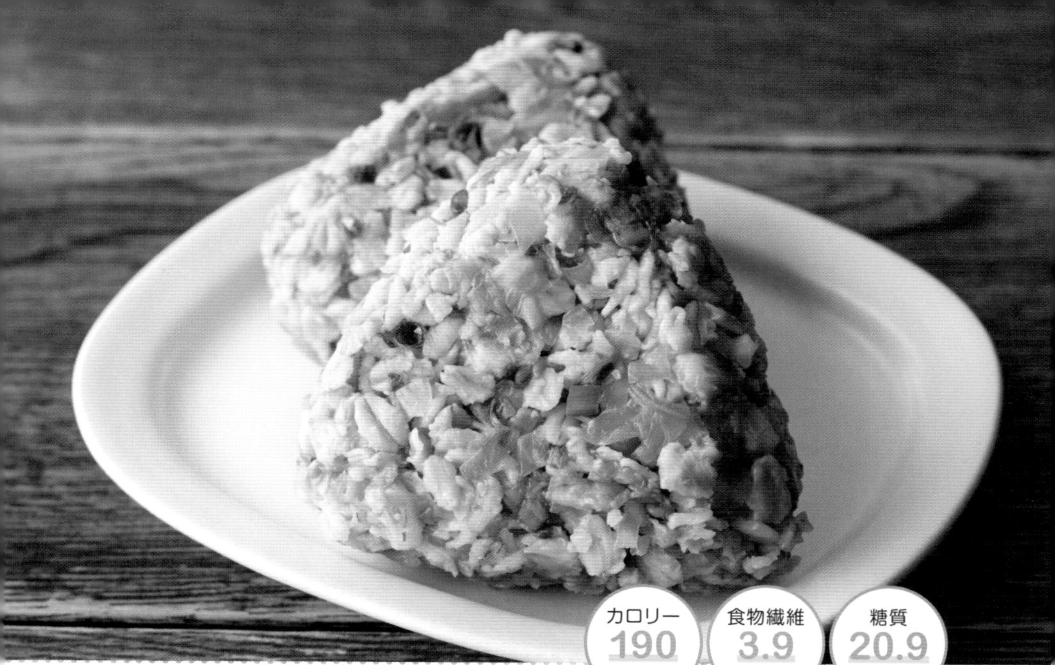

カロリー 190 kcaℓ
食物繊維 3.9 g
糖質 20.9 g

キャベツでかさ増し！おかかおにぎり

キャベツのシャキシャキ食感がおいしい

[材料／1人分／1個]※写真は2人分

オートミール(ロールドオーツ)…30g
水…50mℓ
A キャベツ(粗みじん切り)…50g
　小ねぎ(小口切り)…5g
　オリーブオイル…小さじ1
　しょうゆ…小さじ2
削り節…3g(ひとつかみ)
白いりごま…適量

[作り方]

1 オートミールと水を耐熱容器に入れ、約30秒おいたあと、電子レンジで約1分加熱する。

2 別の耐熱容器にAを入れてラップをし、電子レンジで3分加熱する。

3 2に削り節、ごまを加えて混ぜ、さらに1を入れてよく混ぜ合わせる。

4 ラップでくるみ、しっかりと握る。

混ぜごはんとしてお弁当のごはんにするのもおすすめです。

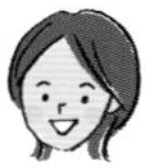

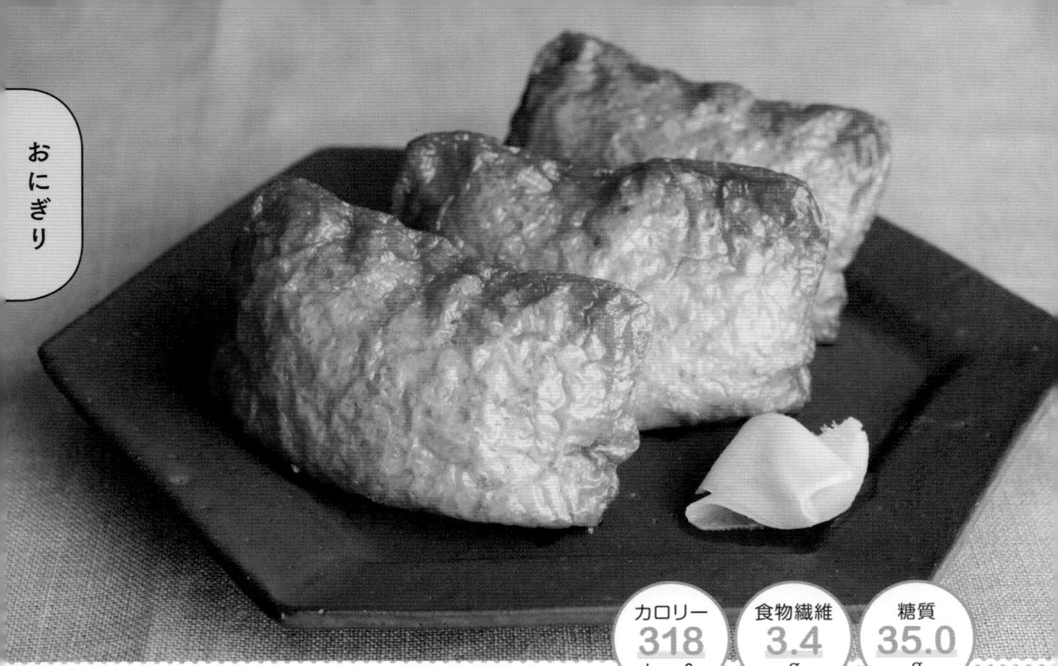

カロリー 318 kcalℓ
食物繊維 3.4 g
糖質 35.0 g

いなり寿司

まるで酢飯！オートミールと気が付かないかも

[材料／2～3個]

オートミール（ロールドオーツ）…30g
水…50㎖
A | 酢…小さじ１
 | 砂糖…小さじ１
 | 塩…少々
 | 白いりごま…適量
いなり揚げ（市販品でも）…２～３枚
甘酢しょうが…お好みで

[作り方]

1 オートミールと水を耐熱容器に入れ、約30秒おいたあと、電子レンジで約１分加熱する。

2 Aを混ぜ合わせたら、粗熱がとれた1に加えて、さっと混ぜる。

3 いなり揚げに詰める。しょうがを添える。

市販の五目ずしの具を混ぜてもおいしいです。すべてオートミールにして食べにくければごはんと半量ずつ混ぜても。

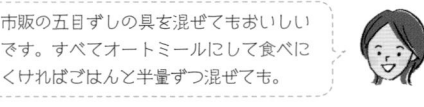

のり塩肉巻きおにぎり

れんこんの食感がアクセントになっています

[材料／１人分／２個]

オートミール（ロールドオーツ）…30g
水…50㎖
A | れんこん（粗みじん切り）…30g
　| 青海苔…適量
　| 塩…少々
豚ロース薄切り…４枚
オリーブオイル…適量
しょうゆ…適量

[作り方]

1 オートミールと水を耐熱容器に入れ、約30秒おいたあと、電子レンジで約１分加熱する。

2 1とAを混ぜ合わせる。２等分にする。

3 ラップに2を俵状に形をととのえ、豚肉２枚で包むように巻く。２個作る。

4 フライパンにオリーブオイルを入れて熱し、3を入れ、中火でころがしながら表面をこんがりと焼く。全面に焼き目がつき、豚肉に火が通ったらしょうゆをたらして絡める。

れんこんでかさ増しをして、
食べ応えをUPしています。

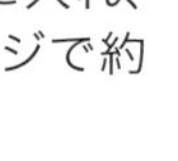

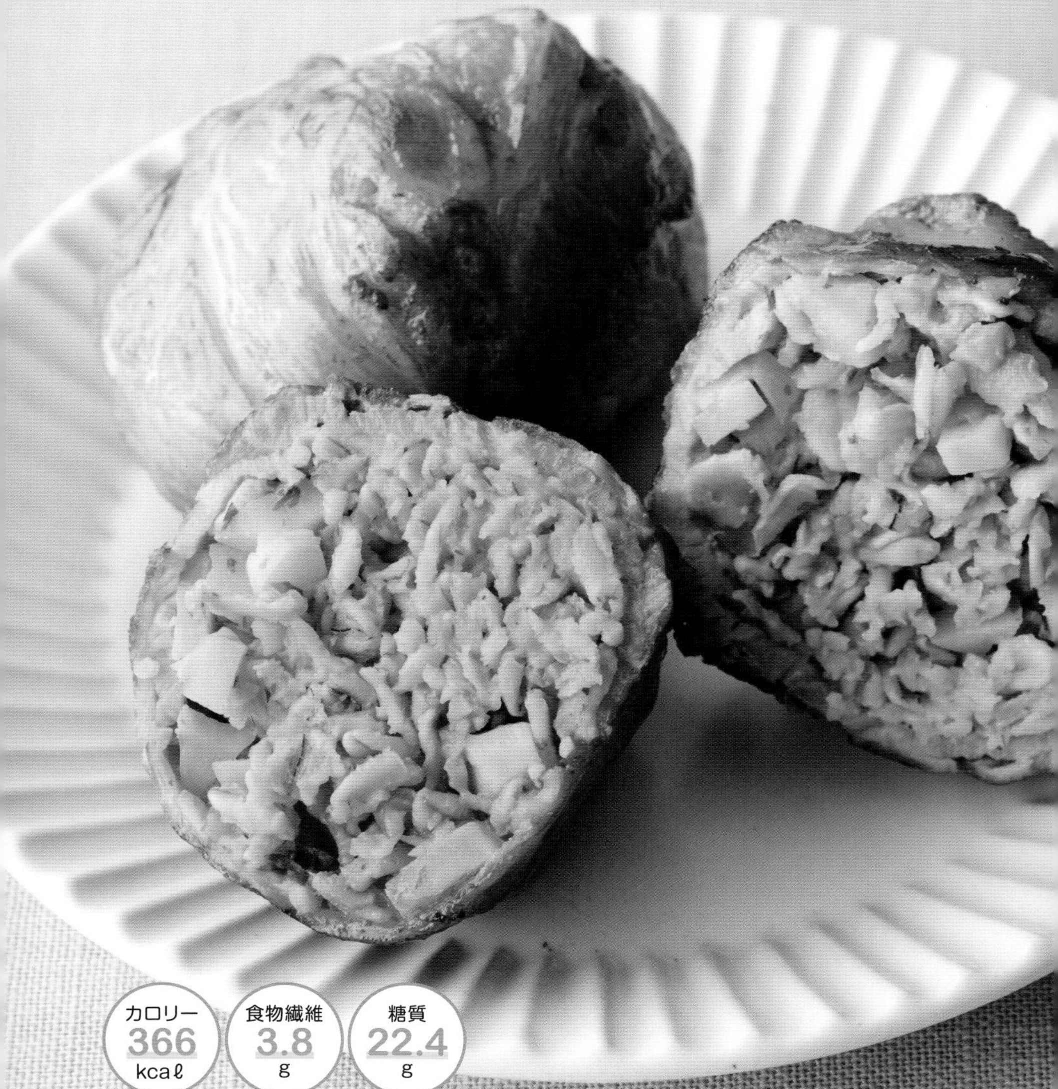

カロリー 366 kcaℓ

食物繊維 3.8 g

糖質 22.4 g

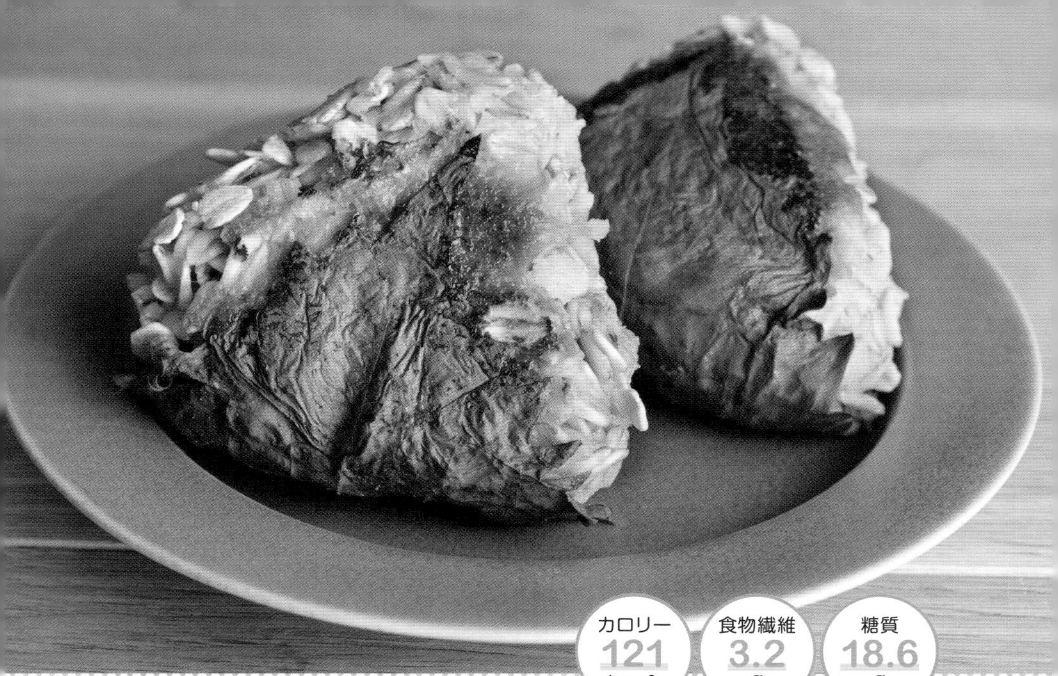

カロリー 121 kcal　食物繊維 3.2 g　糖質 18.6 g

大葉と梅みその焼きおにぎり

梅味のみそでほのかな酸味と香ばしさ

[材料／1人分／1個]※写真は2人分

オートミール（ロールドオーツ）…30g
水…50ml
A | 練り梅チューブ…小さじ1/2
　| みそ…小さじ1/2
大葉…1枚
サラダ油…小さじ1

[作り方]

1 オートミールと水を耐熱容器に入れ、約30秒おいたあと、電子レンジで約1分加熱する。おにぎりの形に握る。

2 Aを混ぜ合わせて梅みそを作り、1の片面と底面に塗る。

3 梅みそを塗ったところに大葉を貼り付ける。フライパンにサラダ油を入れておにぎりの表面に軽く焼き色をつける。

フッ素樹脂加工のフライパンで焼くときは、サラダ油はなくてもOK。

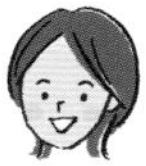

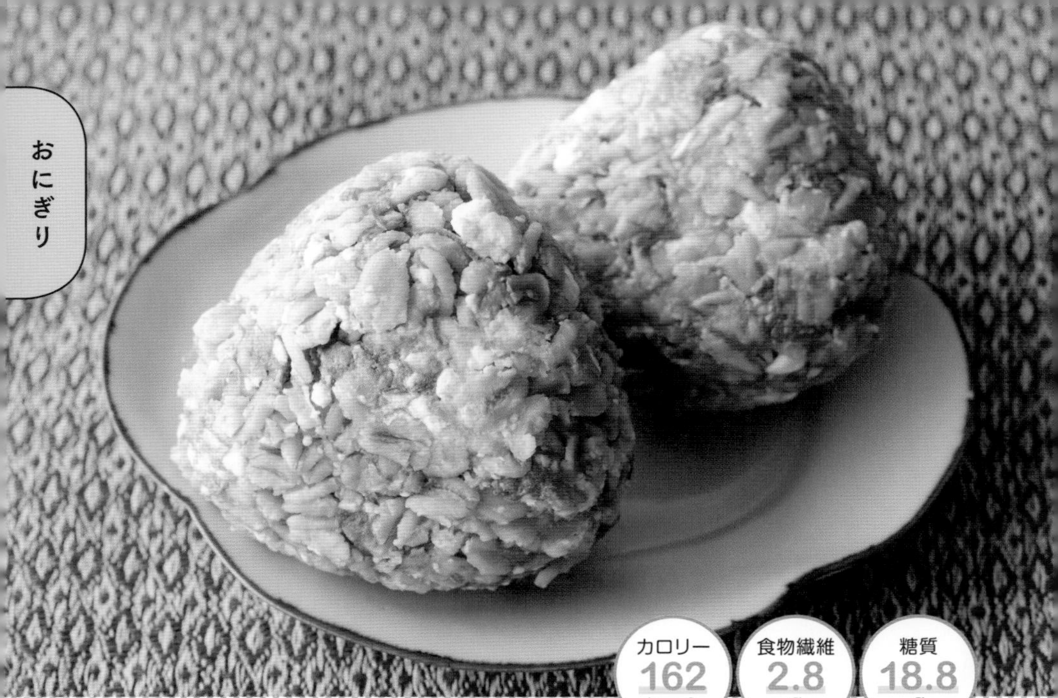

カロリー 162 kcaℓ　食物繊維 2.8 g　糖質 18.8 g

コンビーフチーズおにぎり

コンビーフのうま味とチーズのコクがおいしい

[材料／１人分／１個]※写真は２人分

オートミール（ロールドオーツ）…30g
水…50mℓ
A コンビーフ…大さじ１
カッテージチーズ…大さじ１
塩…少々
こしょう…少々

[作り方]

1 オートミールと水を耐熱容器に入れ、約30秒おいたあと、電子レンジで約１分加熱する。箸ですぐほぐす。

2 1にAを加えて混ぜる。

3 ラップでくるみ、握る。

お好みでパセリを混ぜると風味がUP。

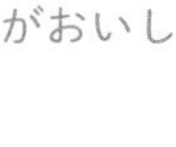

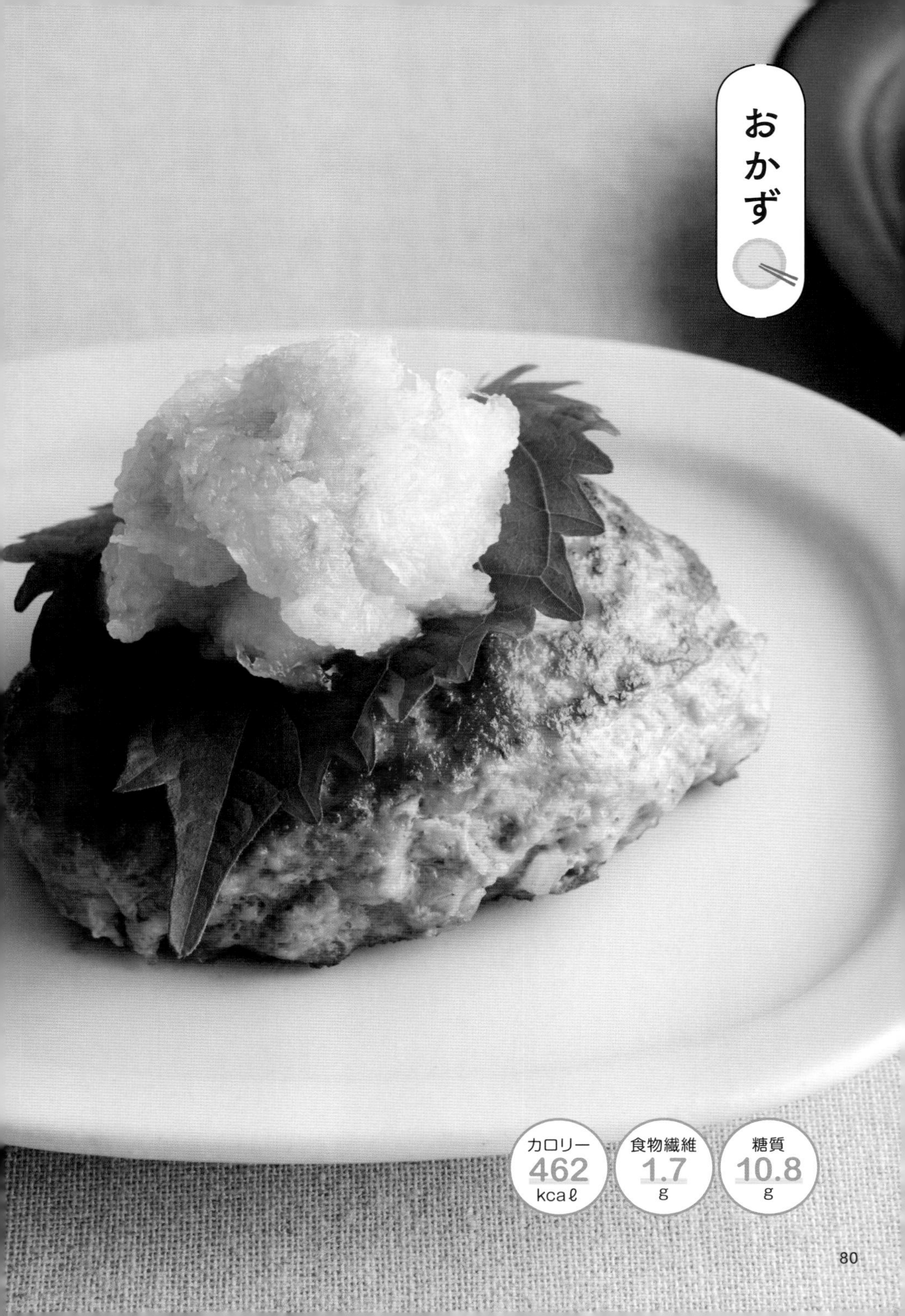

おかず

カロリー 462 kcaℓ

食物繊維 1.7 g

糖質 10.8 g

簡単！基本のハンバーグ

オートミールでふわふわな仕上がりに

［ 材料／２人分 ］

オートミール（クイックオーツ）…30g
水…100㎖
A 合いびき肉…250g
　玉ねぎ（みじん切り）…30g
　卵…１個
　塩…少々
　こしょう…少々
サラダ油…大さじ1/2
酒…大さじ１
●トッピング
大根おろし…適量
大葉…２枚
ポン酢しょうゆ…適量

［ 作り方 ］

1 オートミールと水を耐熱容器に入れ、約30秒おいたあと、電子レンジで約１分30秒加熱する。軽く全体を混ぜて粗熱をとる。

2 1にAを入れて、よく練る。

3 ２個成形し、フライパンにサラダ油を入れて中火で焼く。

4 片面がしっかりと焼けたら、裏返して、酒を入れて蓋をし、弱火にして蒸し焼きにする。つまようじなどでさして、出てきた肉汁が透明になっていたら完成。

5 器に盛り付け、大葉をのせ、大根おろしをのせる。ポン酢しょうゆをかける。

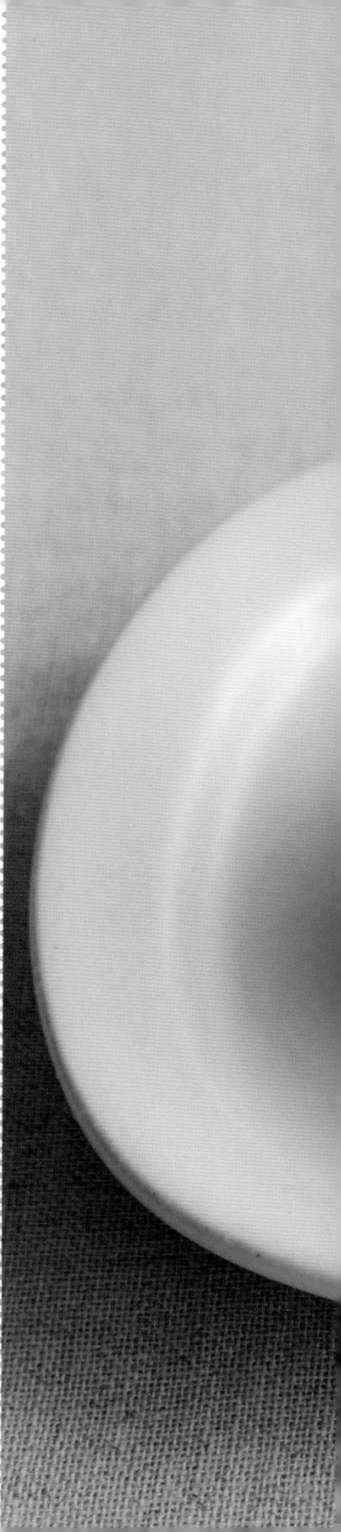

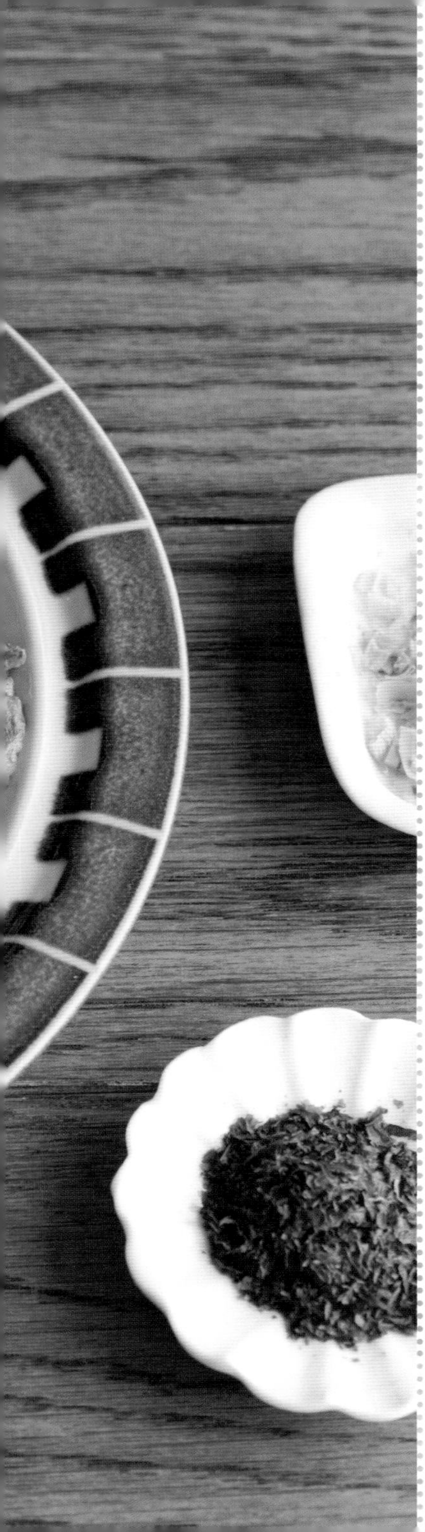

お好み焼き

オートミールがはじめての人に
おすすめレシピ

[材料／直径20cm 1枚]

オートミール(クイックオーツ)…30g
水…100㎖
ツナ水煮缶…1/2缶(35g)
A キャベツ(粗みじん切り)…50g
　卵…1個
　顆粒和風だしの素…小さじ1
ごま油…大さじ1

●**トッピング**
お好み焼きソース…適量
マヨネーズ…適量
削り節…適量
青海苔…適量

[作り方]

1 オートミールと水を耐熱容器に入れ、約30秒おいたあと、電子レンジで約1分30秒加熱する。

2 1に水気をきったツナ、Aを加えて、よく混ぜる。

3 フライパンにごま油を入れて強火で熱し、1を丸くなるように広げる。

4 片面に焼き目がしっかりとついたら、裏返して蓋をして、中に火が通るまで焼く。箸などでさして生地がくっついてこなければOK。

5 お好みで、ソース、マヨネーズをかけ、削り節、青海苔を散らす。

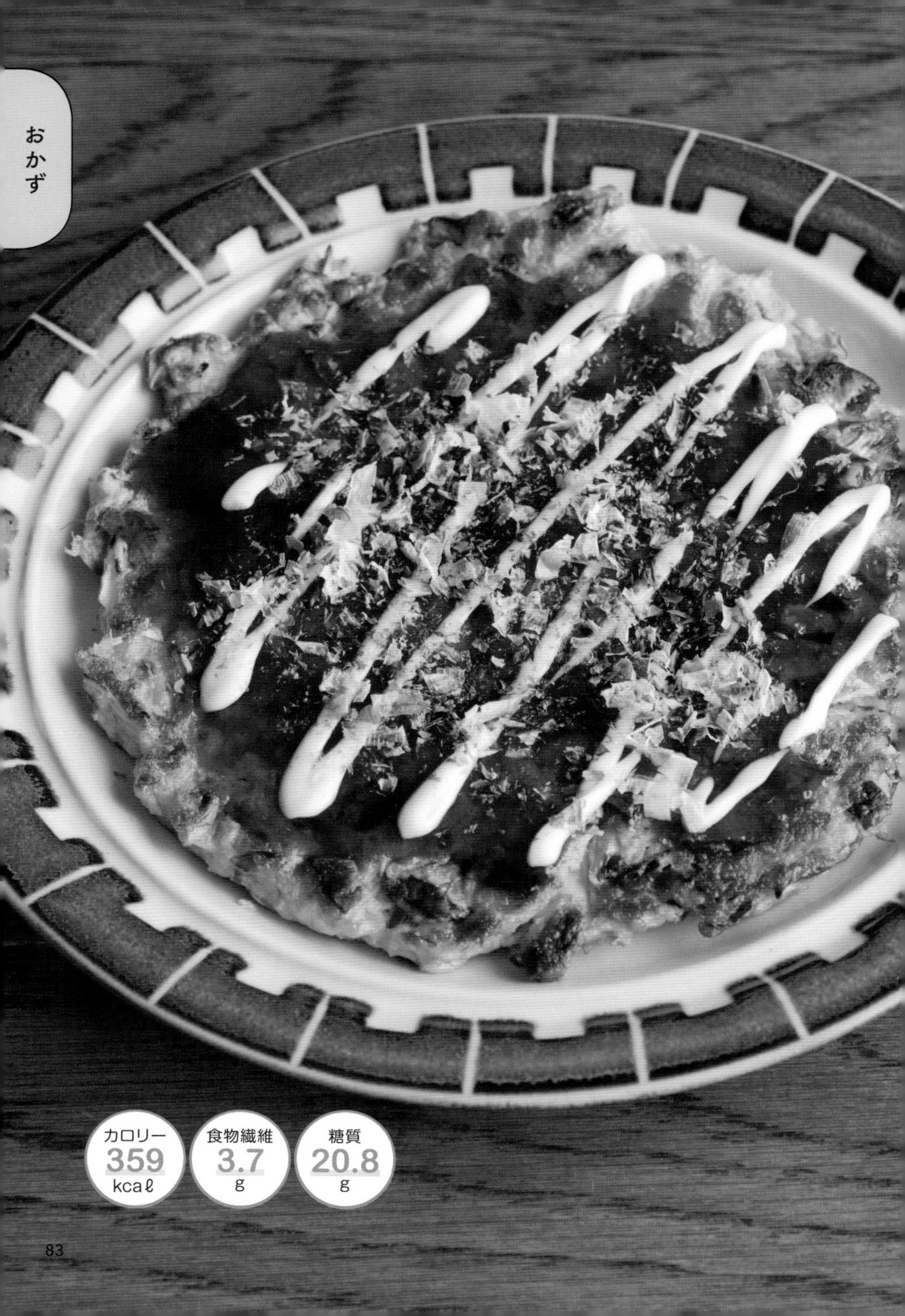

カロリー 359 kcal

食物繊維 3.7 g

糖質 20.8 g

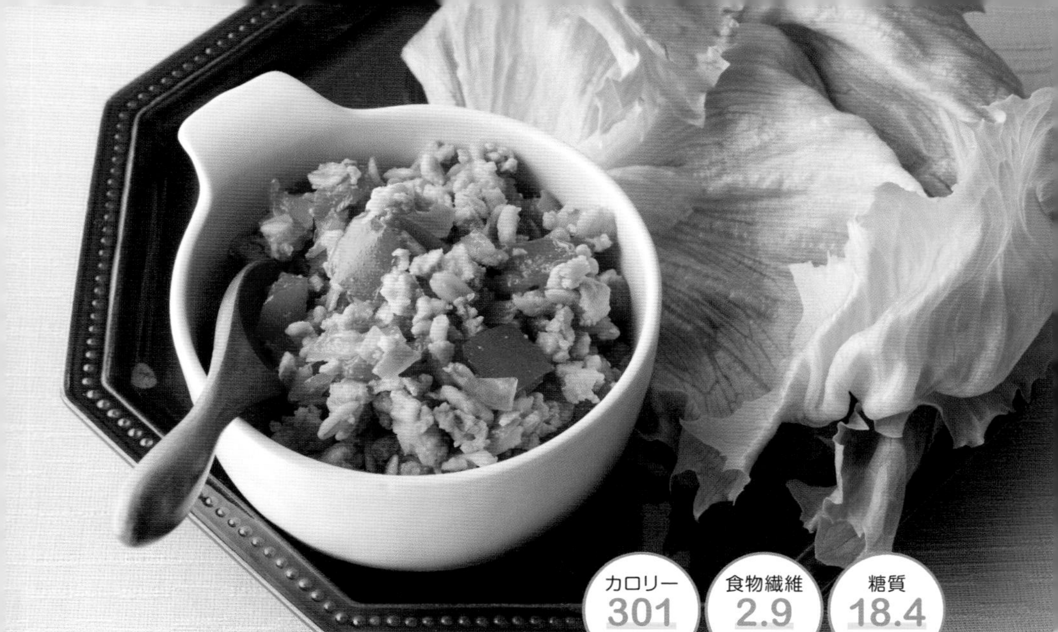

カロリー 301 kcaℓ　食物繊維 2.9 g　糖質 18.4 g

鶏ひき肉のレタス包み

レタスをたっぷり食べられるおかず

[材料／２人分]

サラダ油…大さじ1/2

A
- 鶏ひき肉…200g
- 赤パプリカ（1cm角）…1/2個分
- 玉ねぎ（1cm角）…1/2個分
- おろしにんにく…小さじ1

B
- オートミール（ロールドオーツ）…15g
- 水…100㎖
- オイスターソース…大さじ1
- しょうゆ…大さじ1
- 酒…大さじ1
- みりん…大さじ1
- 塩…少々
- こしょう…少々

レタス…適量

[作り方]

1 熱したフライパンにサラダ油とAを入れて中火で炒める。

2 軽く火が通ったらBを入れて煮詰める。

3 水分がとんだら、器に盛り付け、レタスに包んでいただく。

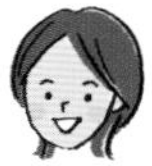

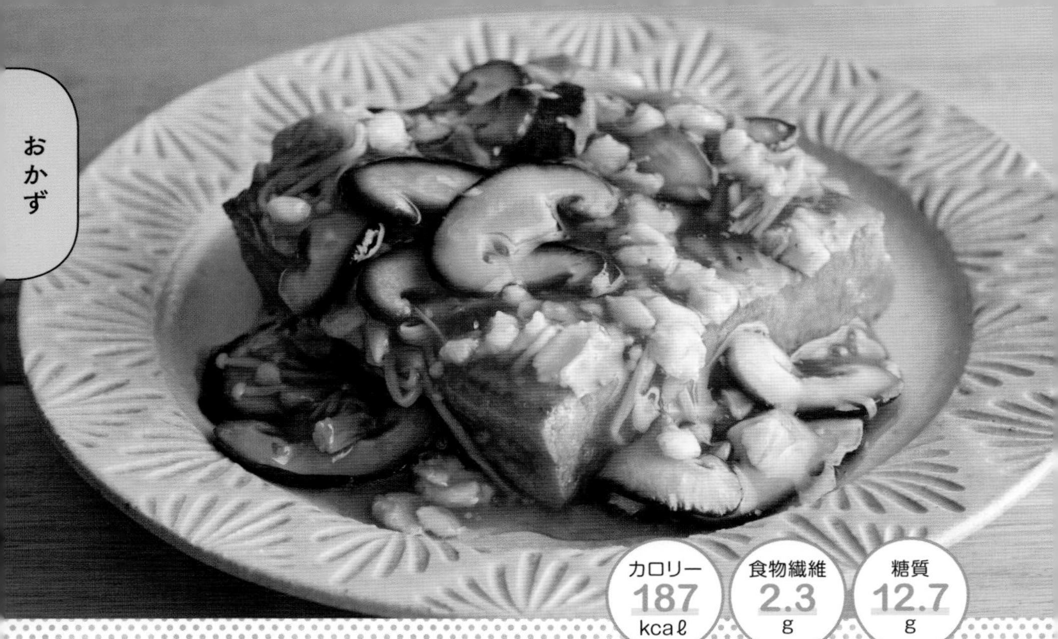

カロリー 187 kcal　食物繊維 2.3 g　糖質 12.7 g

厚揚げのきのこあんかけ

厚揚げのボリュームでお腹も満足な一品

[材料／２人分]

厚揚げ…150g

A
- オートミール（ロールドオーツ）…15g
- しいたけ（石づきを取り、薄切り）…２枚分
- えのきだけ（根元を切り落とし、3cm長さに切る）…15g
- しょうゆ…小さじ２
- 酒…小さじ２
- みりん…小さじ２
- 砂糖…小さじ２
- 水…100mℓ

水溶き片栗粉…小さじ１
（片栗粉小さじ1/2、水小さじ1/2）

[作り方]

1 熱したフライパンで厚揚げの両面を焼き、器に盛り付ける。

2 フライパンにAを入れて中火で煮る。オートミールがやわらかくなったら水溶き片栗粉を入れ、とろみをつける。

3 1の上に2をかける。

厚揚げ以外にもソテーした白身魚や豚肉などにかけても。甘めのあんかけです。

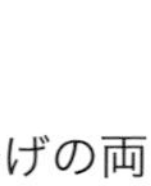

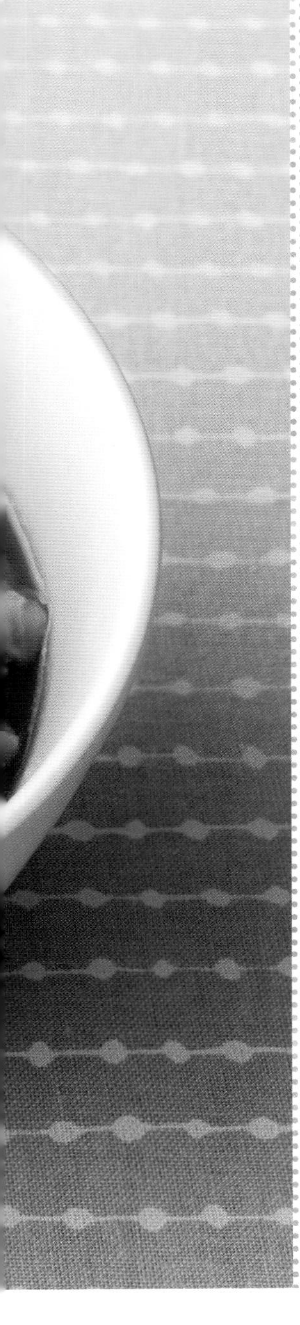

肉豆腐

厚揚げにしたので食べ応えがあります

[材料／1人分]

オートミール(ロールドオーツ)…30g
水…100㎖
A
- 牛こま切れ肉(食べやすい大きさに切る)…50g
- 厚揚げ(2cm角に切る)…100g
- えのきだけ(根元を切り落とし、ほぐす)…20g
- 小松菜(4cm長さに切る)…2枚分
- しょうゆ…小さじ2
- 酒…大さじ1
- みりん…大さじ1
- 顆粒和風だしの素…小さじ1

熱湯…100㎖

[作り方]

1 オートミールと水を耐熱容器に入れ、約30秒おいたあと、電子レンジで約1分30秒加熱する。器に盛る。

2 耐熱容器にAの材料を入れて軽く全体を混ぜ、ラップをして電子レンジで約1分30秒加熱する。

3 一度取り出して肉に熱が通るように全体を軽く混ぜる。再度ラップをして電子レンジで約1分30秒加熱する。

4 1に3と熱湯をかける。

電子レンジで肉を加熱するときは、1度加熱したあとにかき混ぜて再加熱することで火が通りやすくなります。

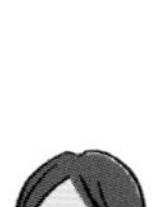

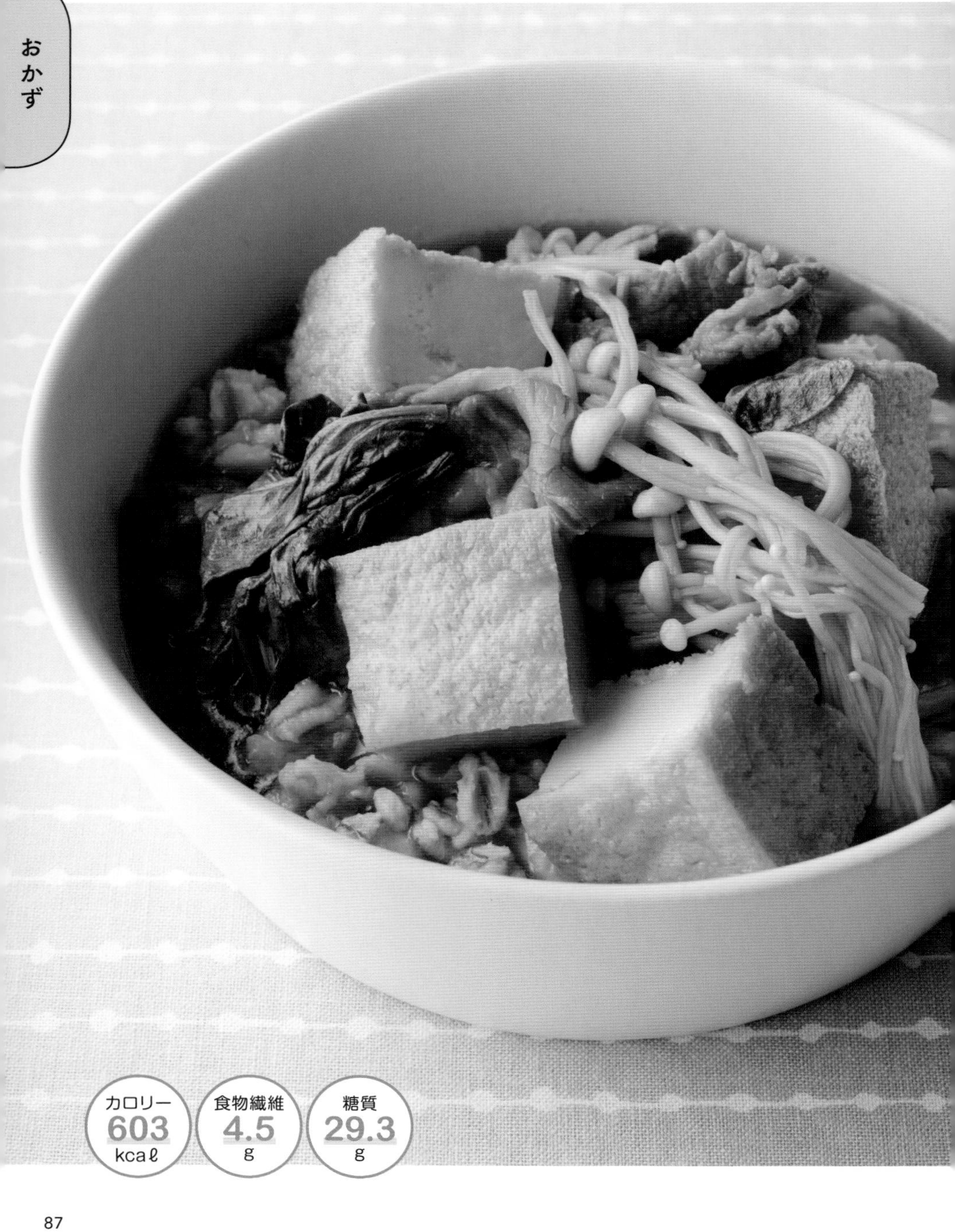

カロリー 603 kcal

食物繊維 4.5 g

糖質 29.3 g

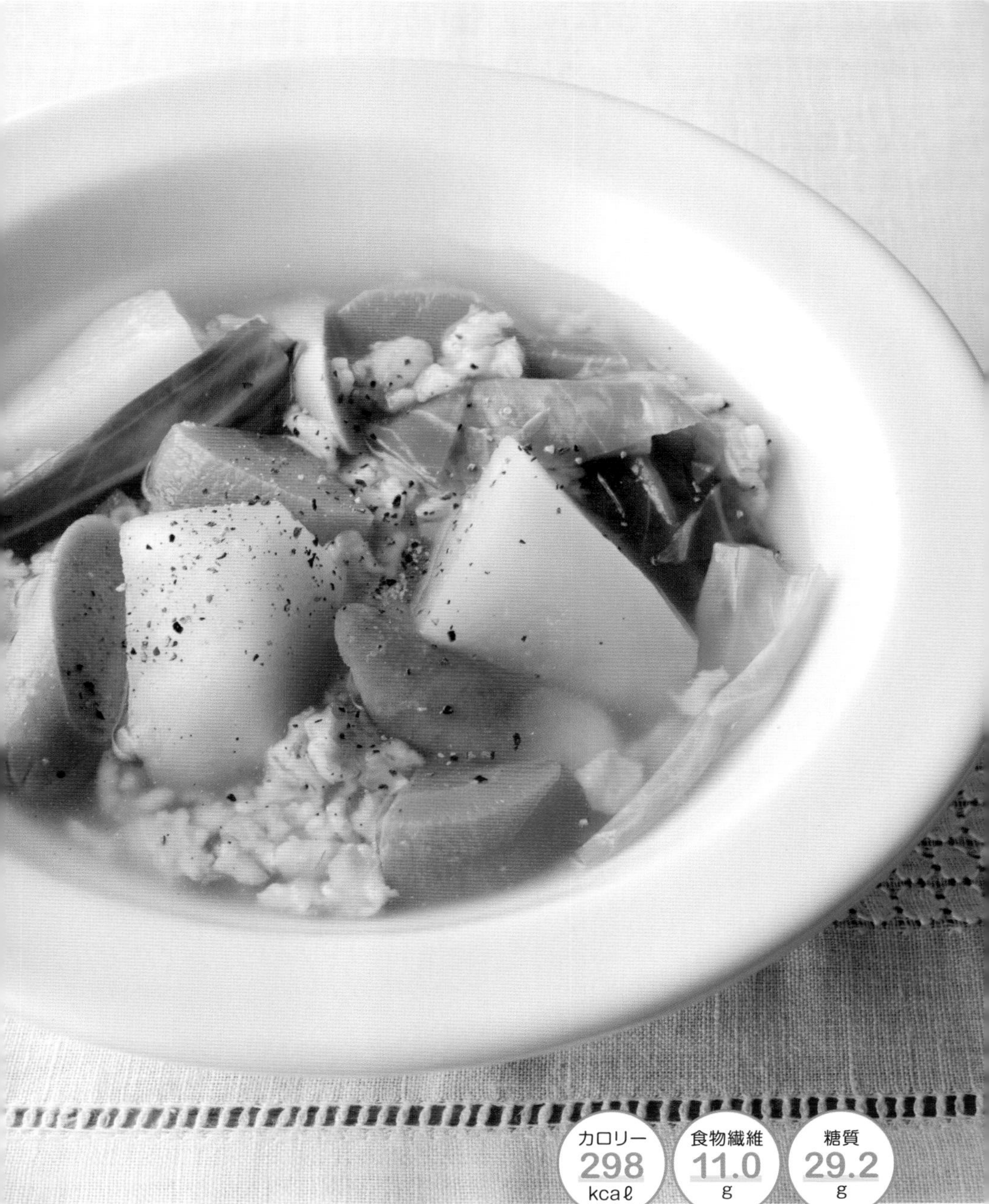

カロリー 298 kcaℓ

食物繊維 11.0 g

糖質 29.2 g

ポトフ

電子レンジでポトフが完成

[材料／1人分]

オートミール（ロールドオーツ）…30g
水…100mℓ

A｜じゃがいも（ひと口大に切る）…80g
　にんじん（いちょう切り）…30g
　キャベツ（ひと口大にちぎる）…20g

B｜ソーセージ（斜めに2等分）…小3本
　顆粒コンソメスープの素…小さじ1
　塩…少々
　熱湯…100mℓ

こしょう…少々

[作り方]

1 Aを耐熱ボウルに入れ、ラップをして電子レンジで7分加熱する。

2 オートミールと水を耐熱容器に入れ、約30秒おいたあと、電子レンジで約1分30秒加熱する。

3 器に盛った2に1をのせ、Bを混ぜたものをかける。こしょうをふる。

小さめのソーセージは、そのまま加熱しなくても食べられるので、熱湯で温めるだけでOK。

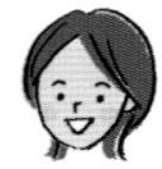

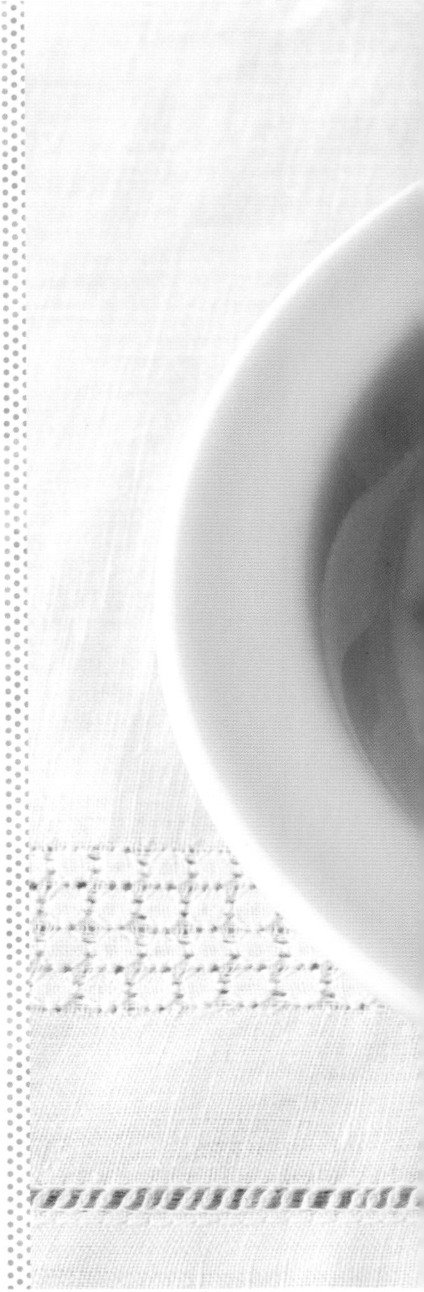

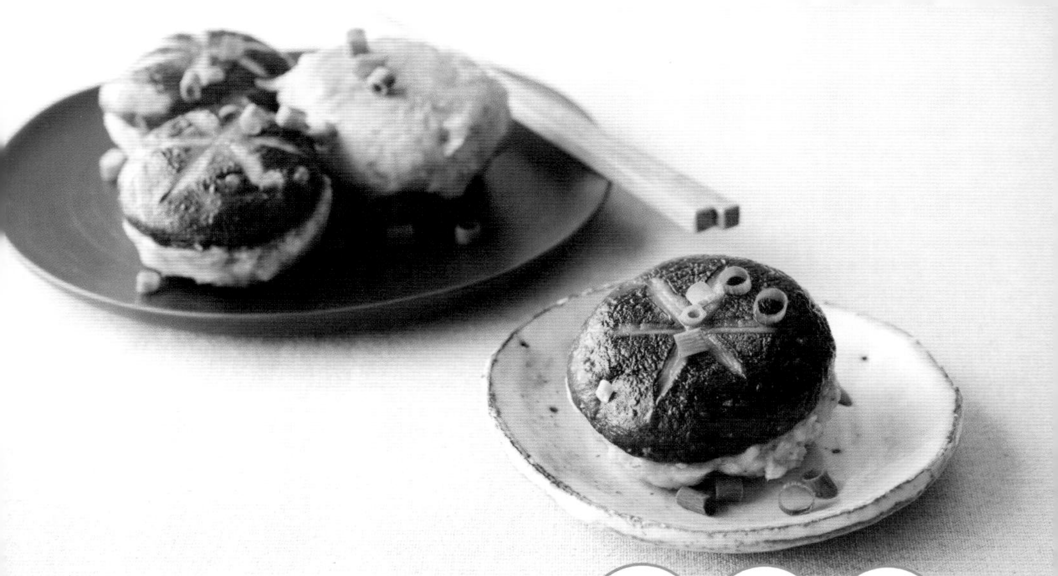

カロリー 144 kcaℓ
食物繊維 3.0 g
糖質 10.1 g

しいたけの肉詰め

ころんとした見た目がかわいい

[材料／2人分]

オートミール（クイックオーツ）…30g
水…100mℓ
しいたけ（石づきをとる）…4枚
A 鶏ひき肉…50g
　しょうがチューブ…小さじ1
　顆粒和風だしの素…小さじ1
　ピザ用チーズ…大さじ1
　塩…少々
　こしょう…少々
片栗粉…適量
サラダ油…小さじ1
小ねぎ（小口切り）…適量
しょうゆ…適量

[作り方]

1 オートミールと水を耐熱容器に入れ、約30秒おいたあと、電子レンジで約1分30秒加熱する。

2 Aを加えて、よく混ぜる。

3 飾り切りをしたしいたけの内側に片栗粉をまぶし、2をしっかりと詰める。フライパンにサラダ油を入れて熱し、肉の面から焼く。

4 裏返したら、蓋をして蒸し焼きにする。器に盛り付け、ねぎを散らし、しょうゆをかける。

しいたけの内側に片栗粉を薄くまぶすと、タネがはがれにくくなります。

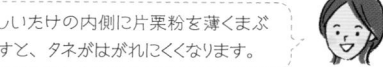

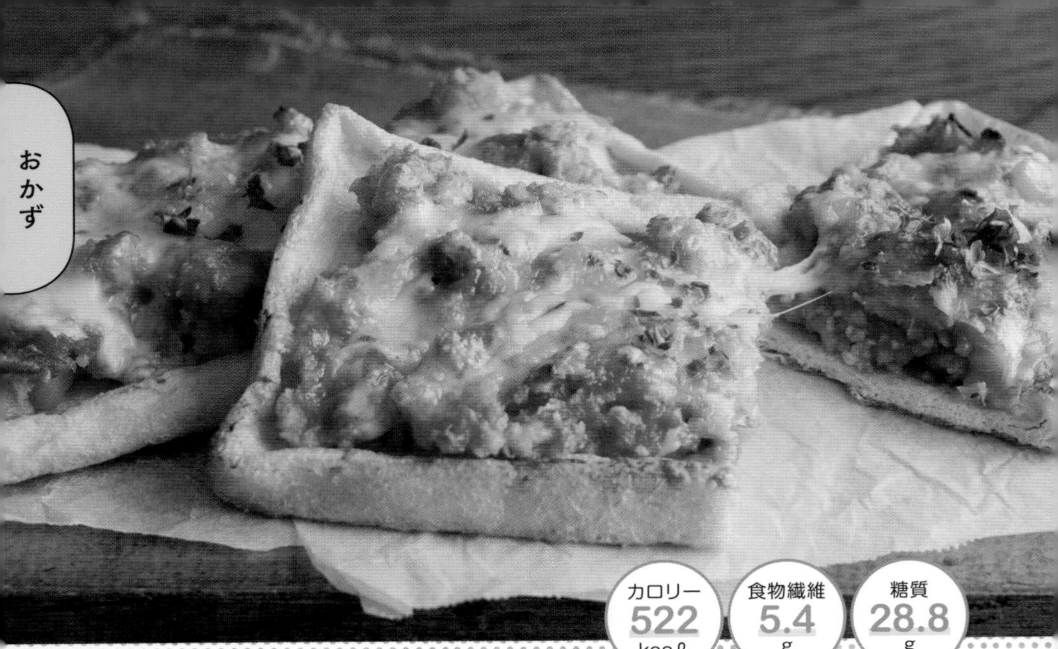

カロリー 522 kcalℓ
食物繊維 5.4 g
糖質 28.8 g

ボリューム油揚げピザ風

油揚げとチーズ、ケチャップが意外に合う

[材料／１人分]

オートミール（クイックオーツ）…30g
水…100mℓ
冷凍ミックスベジタブル…20g
トマトケチャップ…大さじ２
油揚げ…２枚
ピザ用チーズ…30g
パセリ…お好みで

[作り方]

1 オートミールと水を耐熱容器に入れ、約30秒おいたあと、電子レンジで約１分30秒加熱する。

2 フライパンにミックスベジタブル、ケチャップ、1を入れて軽く炒める。

3 油揚げは、キッチンペーパーで押すようにして油をふき取り、ややくぼみを作り、2とチーズをのせる。

4 トースター（1000W５分）、または魚焼きグリルで、チーズが溶けるまで焼く。お好みでパセリを散らす。

材料分のオートミールをのせるためには油揚げは２枚必要になります。とてもボリュームのある一品です。

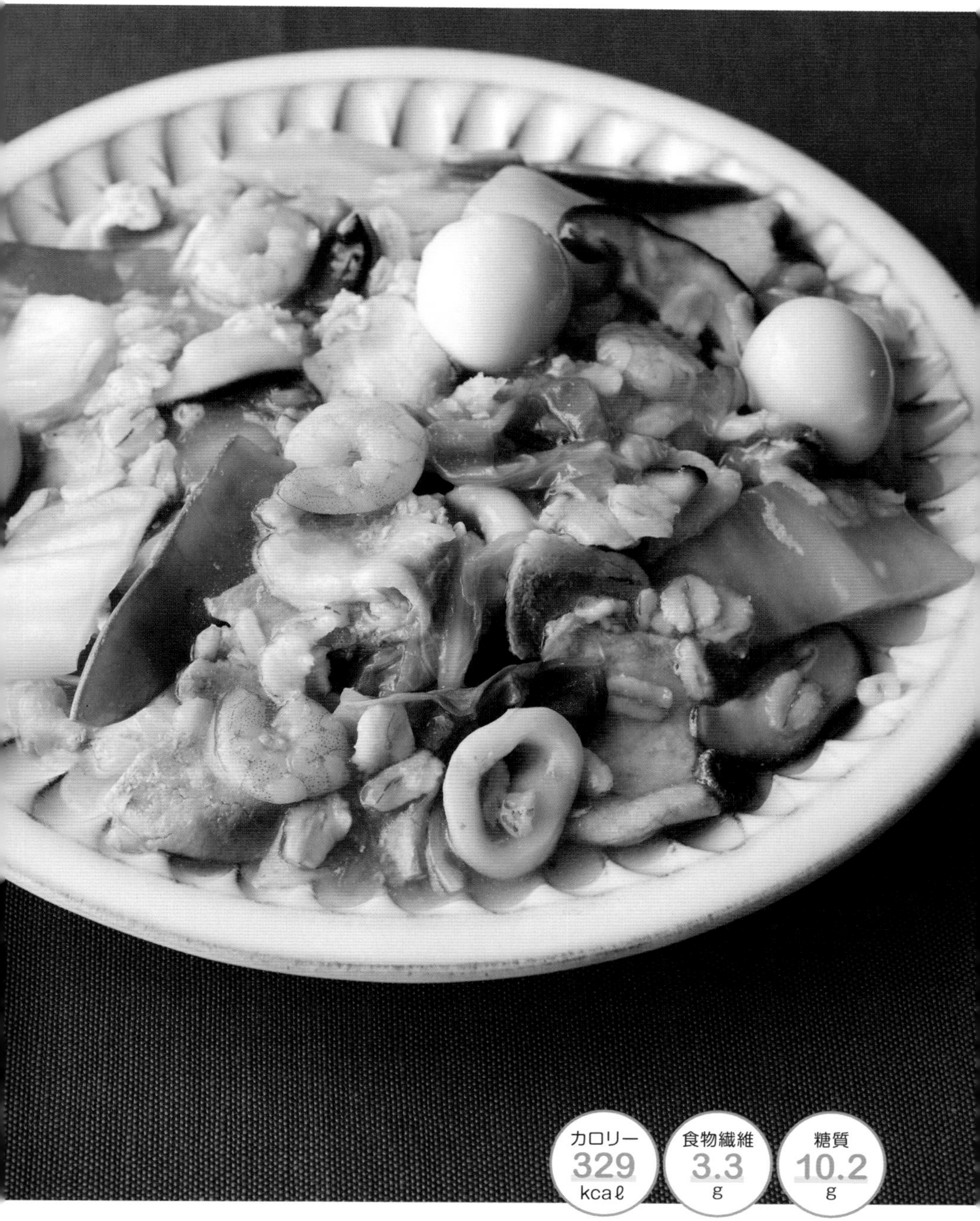

カロリー
329
kcaℓ

食物繊維
3.3
g

糖質
10.2
g

八宝菜

具だくさんで食べ応えのある一品

[材料／2人分]

サラダ油…大さじ1/2
豚ロース薄切り(食べやすい大きさに切る)…130g
冷凍シーフードミックス…50g
A
オートミール(ロールドオーツ)…15g
しいたけ(薄切り)…3枚
白菜(ざく切り)…150g
絹さや…30g
うずらの卵(水煮)…8個
水…200㎖
酒…大さじ1
顆粒鶏がらスープの素…大さじ1
塩…少々
こしょう…少々
水溶き片栗粉…小さじ1
(片栗粉小さじ1/2、水小さじ1/2)

[作り方]

1 フライパンにサラダ油を熱し、豚肉、シーフードミックスを加えて中火で炒める。
2 1にAを入れて、具材に火が通るまで煮込む。
3 水溶き片栗粉を入れてとろみをつける。

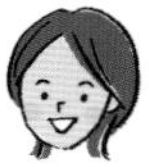

水分量が多い場合は、水溶き片栗粉の分量を増やして調整してください。

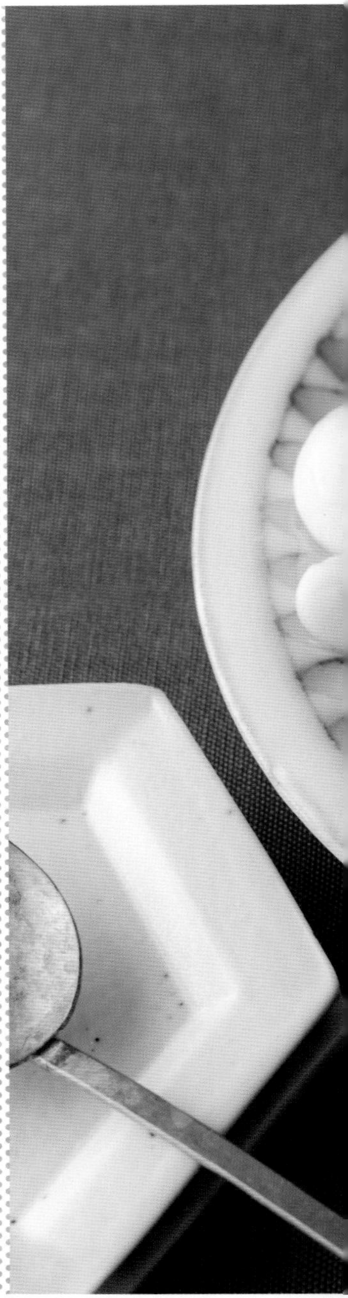

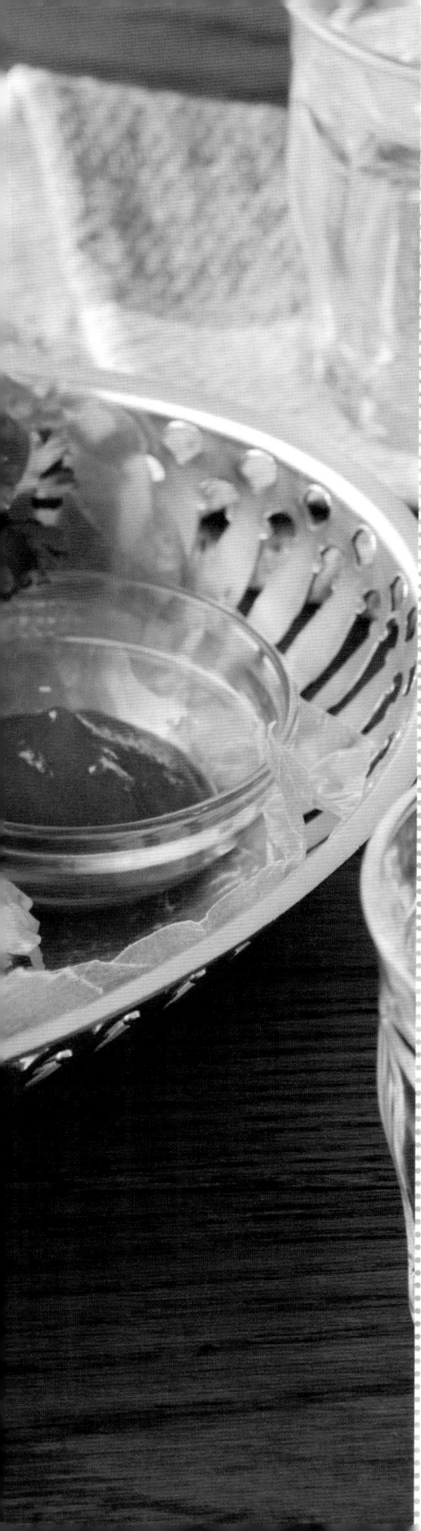

小麦粉不使用 チキンナゲット

ふわふわ食感とカリッとした焼き目が香ばしい

[材料／3人分／約20個分]

オートミール（クイックオーツ）…30g
水…100㎖
A｜鶏ひき肉…300g
　｜卵…1個
　｜塩…少々
　｜顆粒鶏がらスープの素…小さじ1
サラダ油…大さじ1/2
トマトケチャップ…適量
パセリ…お好みで

[作り方]

1. オートミールと水を耐熱容器に入れ、約30秒おいたあと、電子レンジで約1分30秒加熱する。
2. ボウルに1とAを入れて混ぜる。
3. フライパンにサラダ油を熱し、2をひと口大くらいにスプーンですくって落として平らにととのえながら焼く。
4. 片面が焼けたら裏返し、蓋をして火が通るまで焼く。器に盛り付け、お好みでパセリを添え、ケチャップをつけていただく。

手順2でこしょうを入れると、ピリッとしたアクセントになり、おつまみにもなります。

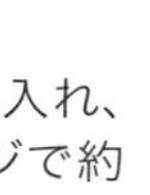

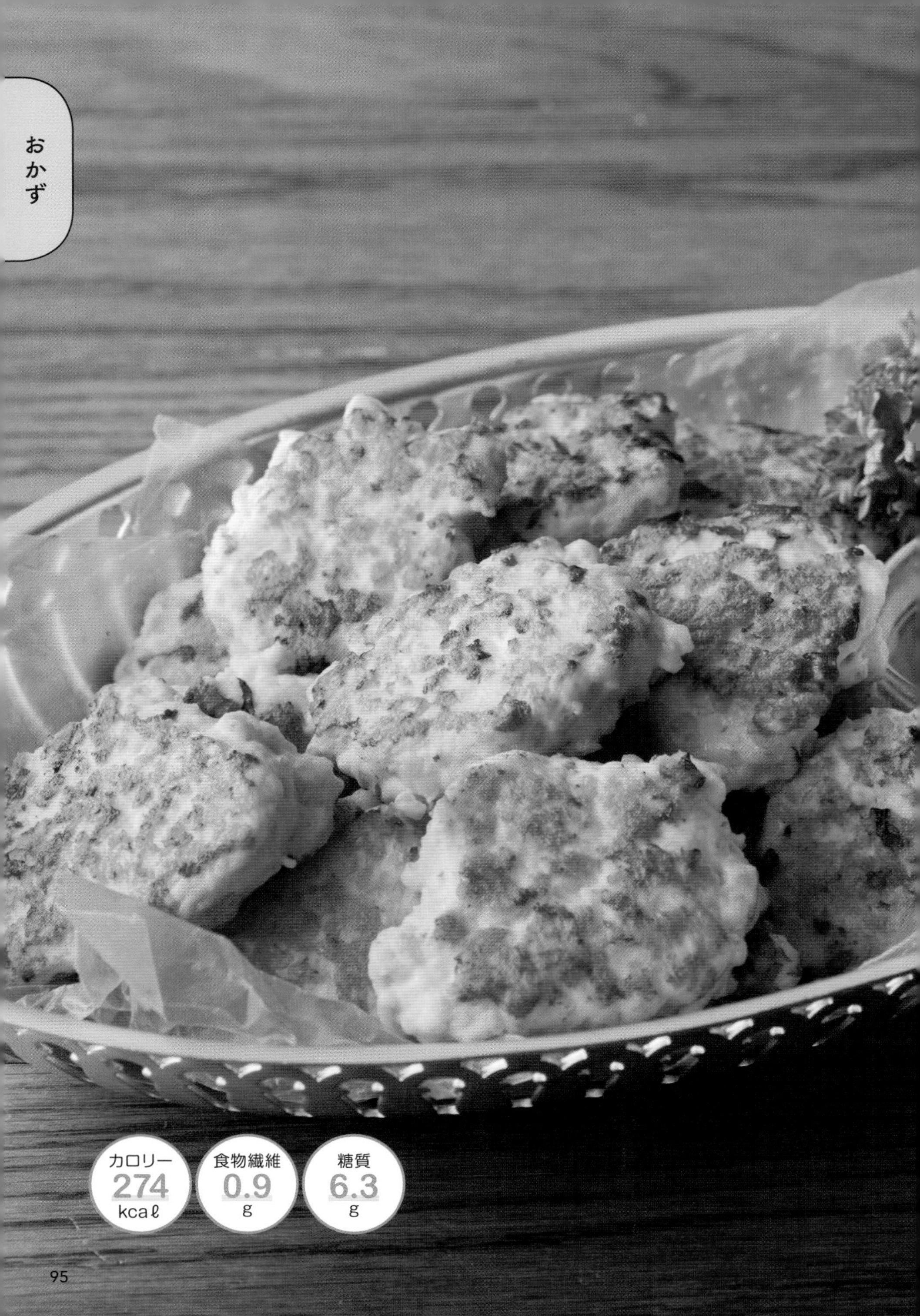

カロリー	食物繊維	糖質
274 kcal	0.9 g	6.3 g

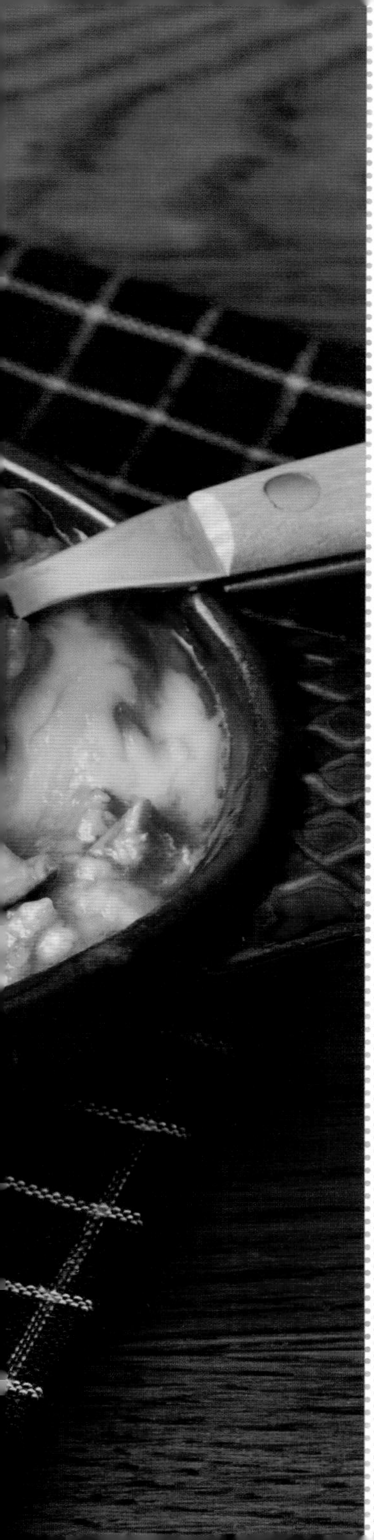

チーズたっぷり！なすのラザニア風

薄く切ったなすをラザニアに見立てた
ヘルシーな一品

［ 材料／2人分／高さ5×縦15×横15cmの耐熱皿 ］

オートミール（クイックオーツ）…30g
水…100㎖
サラダ油…小さじ1
合いびき肉…約80g
A トマト水煮缶（あらごし）…200ｇ
　顆粒コンソメスープの素…大さじ1
　塩…少々
　こしょう…少々
なす（縦に2mm厚さに切る）…1本分
ピザ用チーズ…70g
パセリ…お好みで

［ 作り方 ］

1 オートミールと水を耐熱容器に入れ、約30秒おいたあと、電子レンジで約1分30秒加熱する。

2 鍋にサラダ油と合いびき肉を入れて炒める。火が通ったら1とAを入れて加熱する。

3 深めの耐熱皿になす、2、ピザ用チーズの順でくり返して重ねる。

4 ふんわりとラップをして、電子レンジで5分ほどチーズが溶けるまで加熱する。お好みでパセリを散らす。

チーズのカロリーが気になる場合は、
分量を調整してもOK。

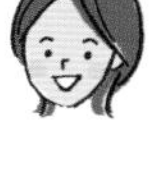

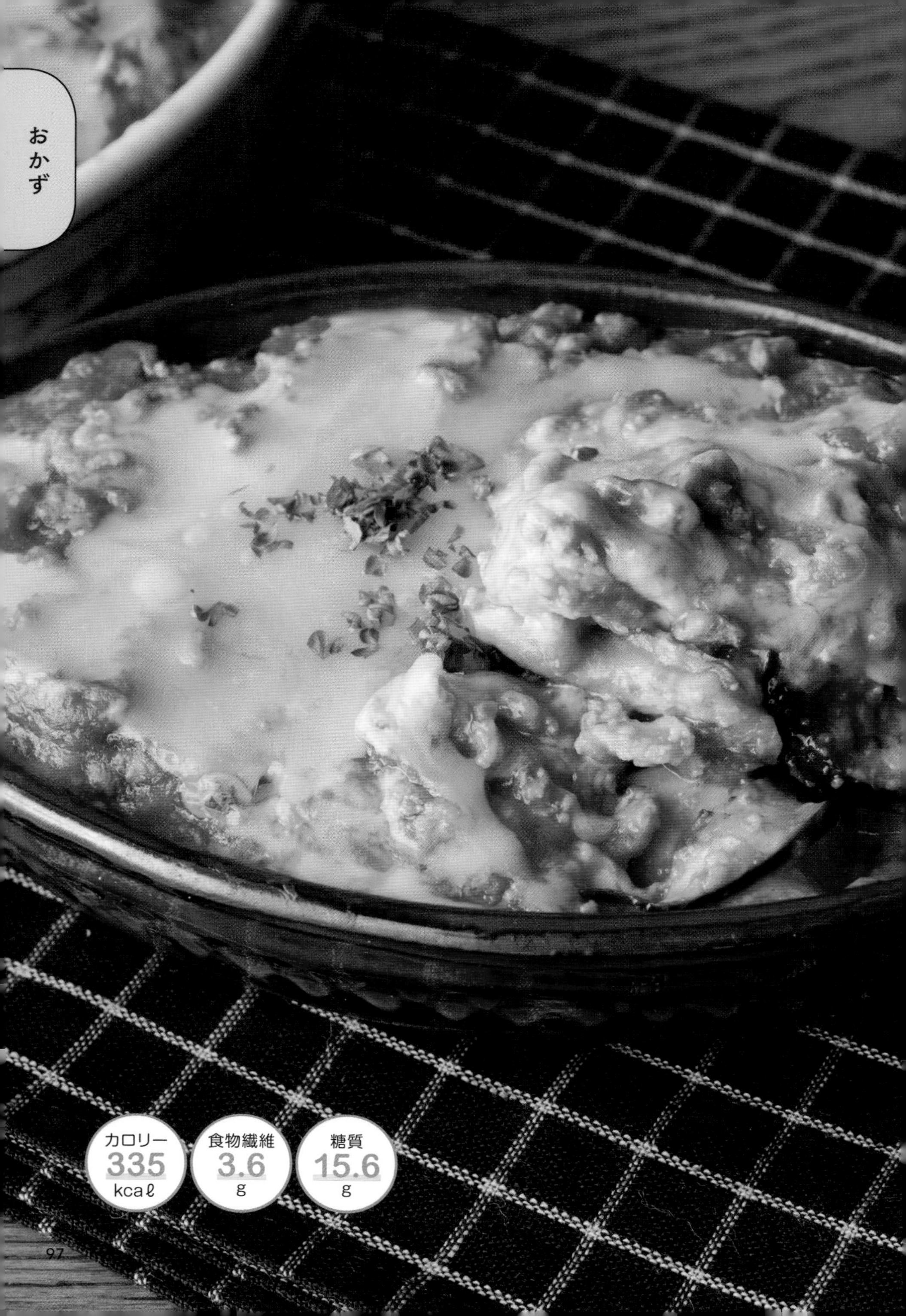

おかず

カロリー 335 kcaℓ

食物繊維 3.6 g

糖質 15.6 g

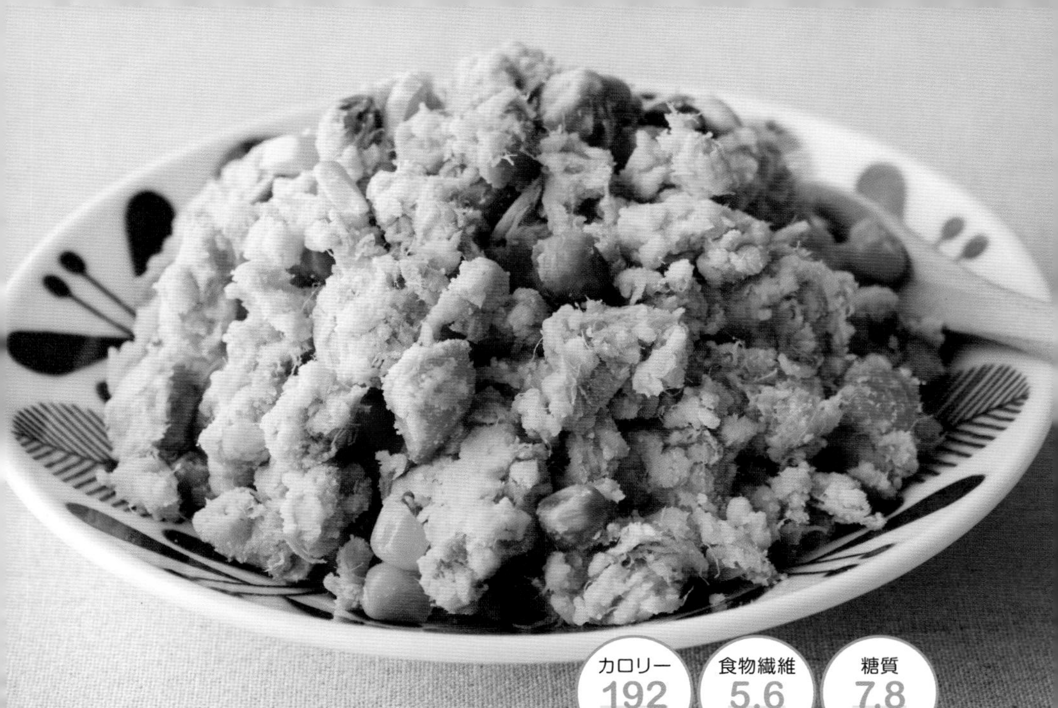

カロリー 192 kcaℓ　食物繊維 5.6 g　糖質 7.8 g

ポテサラ風おからオートミール

しっかりとした味付けで、お腹にもたまる

[材料／2人分]

オートミール(クイックオーツ)… 15g
水 … 50mℓ
ツナ水煮缶 … 1缶(70g)

A
冷凍ミックスベジタブル … 30g
おからパウダー … 大さじ3
顆粒コンソメスープの素 … 小さじ1
マヨネーズ … 大さじ2
こしょう … 少々

[作り方]

1 オートミールと水を耐熱容器に入れ、約30秒おいたあと、電子レンジで約1分加熱する。

2 1に水気をきったツナ、Aを加えて、混ぜる。

3 電子レンジで約1分加熱して、冷ます。

電子レンジですぐできる、あと一品に便利なおかずです。

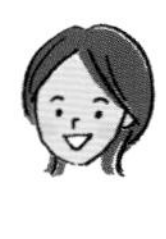

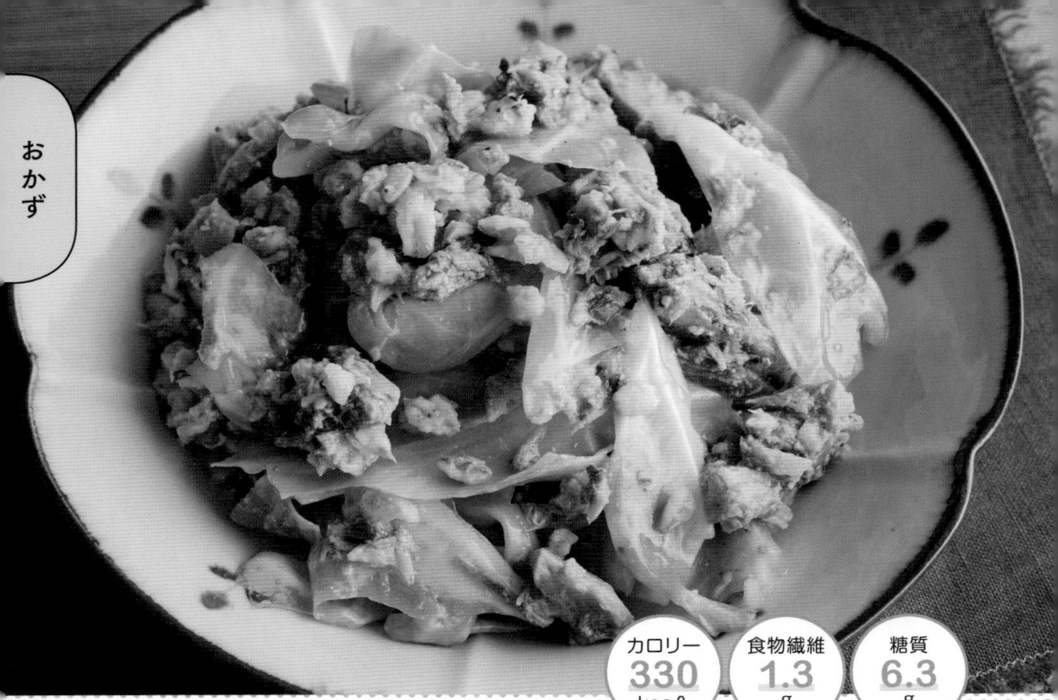

カロリー 330 kcaℓ
食物繊維 1.3 g
糖質 6.3 g

さば缶キャベツ

さば缶とキャベツで簡単に一品追加

[材料／2人分]

オートミール（ロールドオーツ）… 15g
水 … 50mℓ
さば水煮缶 … 1缶（190g）
A | オリーブオイル … 大さじ2
　| にんにくチューブ … 小さじ1
　| 塩 … 少々
　| こしょう … 少々
キャベツ（ひと口大にちぎる）… 50g

[作り方]

1 オートミールと水を耐熱容器に入れ、約30秒おいたあと、電子レンジで約1分加熱する。

2 耐熱のボウルに水気をきったさば、Aを入れ、さばを軽くほぐしながら全体がなじむように混ぜる。

3 キャベツを加え、ラップをして電子レンジで1分加熱する。1を加えて混ぜる。

常備しておくと便利なさばの水煮缶。
電子レンジで5分以内で作れます。

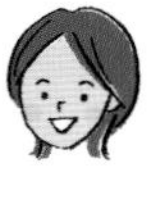

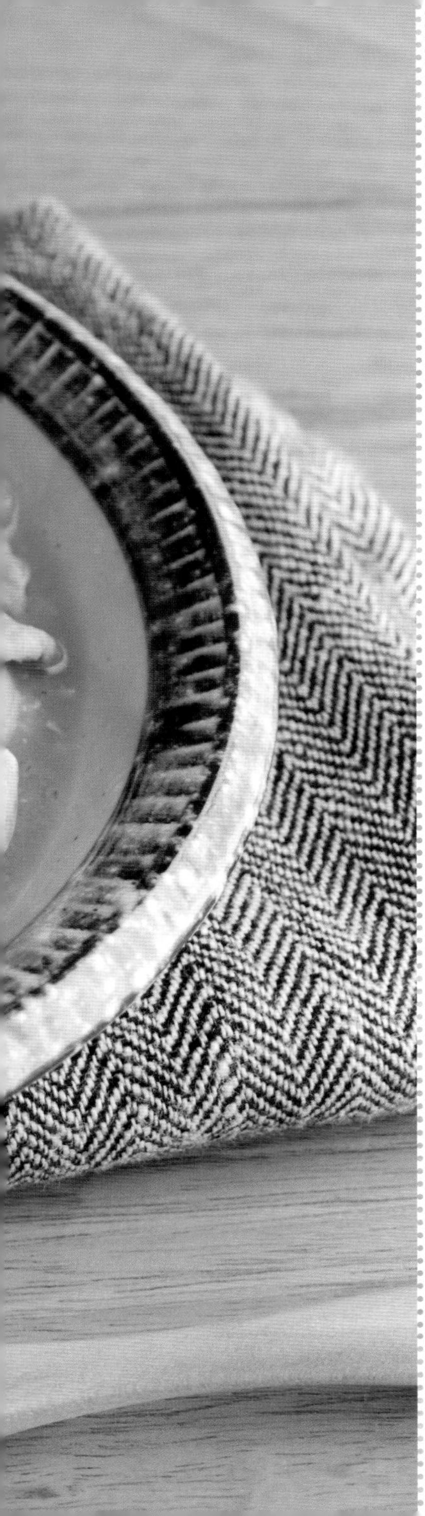

豚肉と白菜のうま煮

具だくさんで食べ応えもばっちり

[材料／1人分]

オートミール（クイックオーツ）…30g
豚こま切れ肉（食べやすい大きさに切る）
…100g
白菜（2cm幅に切る）…1枚分

A
水…150mℓ
うずらの卵（水煮）…4個
ミニトマト…3個
小ねぎ（小口切り）…大さじ1
顆粒鶏がらスープの素…小さじ1と1/2
オイスターソース…小さじ1
にんにくチューブ…小さじ1

[作り方]

1 フライパンで豚肉を炒め、軽く火が通ったら白菜を加えて、さっと強火で炒める。

2 1にオートミール、Aを加えて、5分煮る。

食べ応えのある具だくさんなうま煮。
オートミールでとろみもつきます。

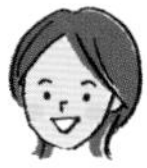

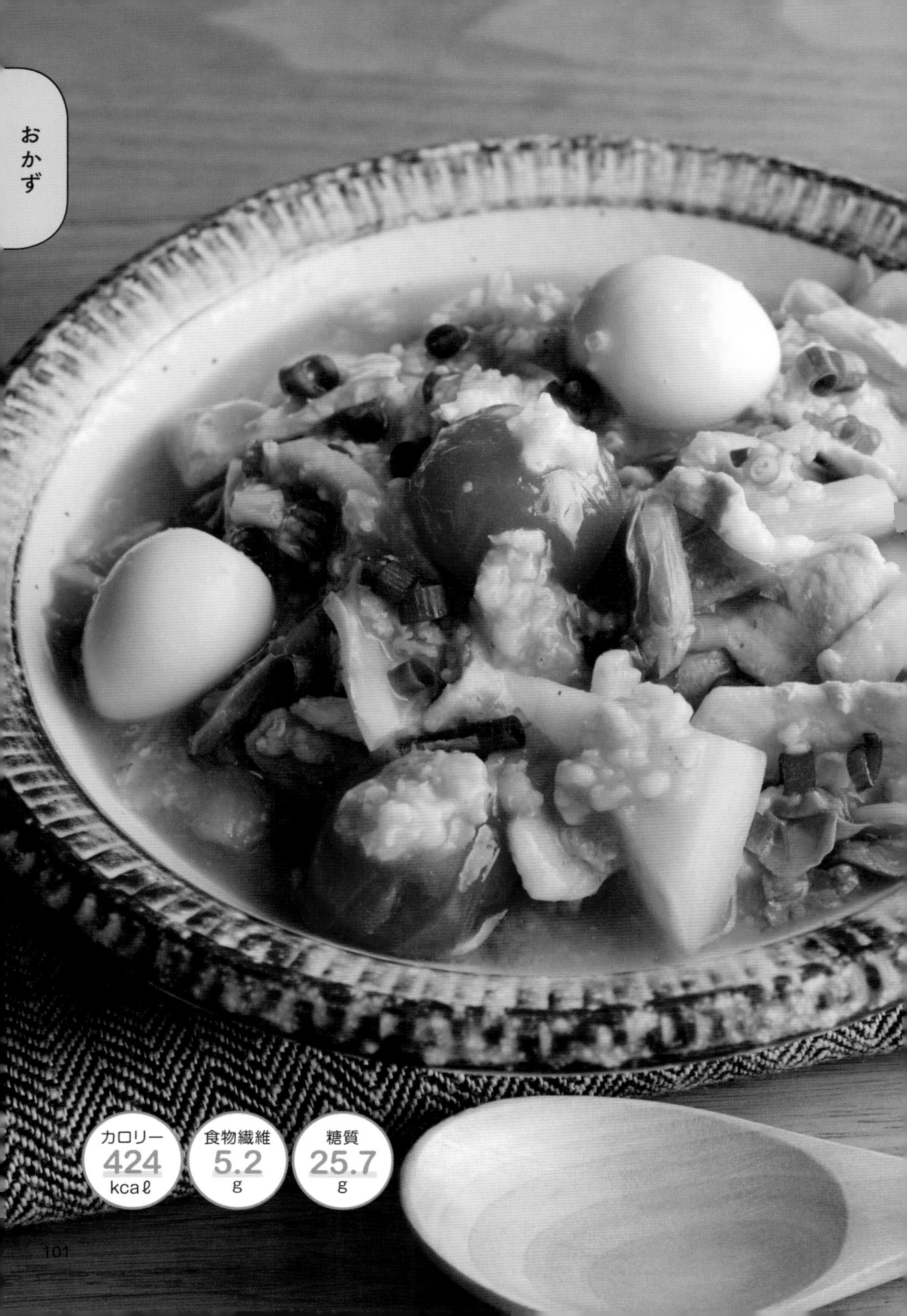

カロリー 424 kcaℓ

食物繊維 5.2 g

糖質 25.7 g

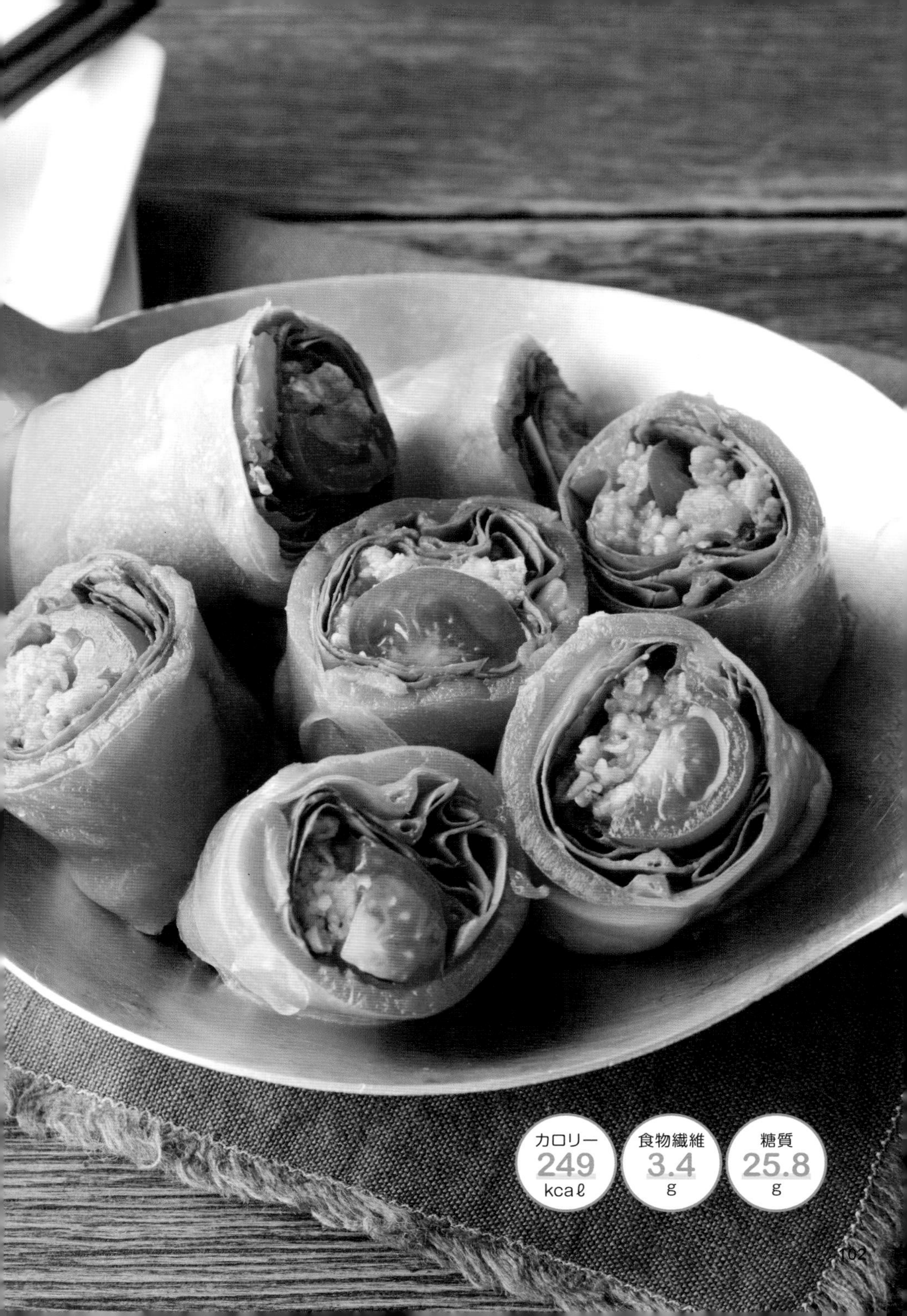
カロリー
249
kcalℓ
食物繊維
3.4
g
糖質
25.8
g

おかず

生春巻き

チリソースをオートミールと
混ぜて具材と包むことでそのまま食べられる

[材料／２人分]

オートミール（クイックオーツ）…15g
水…50mℓ
スイートチリソース…大さじ１と1/2
生春巻きの皮…４枚
A
スモークサーモン…８枚
アボカド（薄切り）…1/2個分
ミニトマト（1/4に切る）…４個分
グリーンリーフ…４枚

[作り方]

1 オートミールと水を耐熱容器に入れ、約30秒おいたあと、電子レンジで約１分加熱する。ほぐして粗熱をとる。

2 1にスイートチリソースを混ぜる。

3 2とAを４等分にし、湿らせた生春巻きの皮で包み、切る。

具材は、えび、きゅうり、鶏ささみ肉、春雨など、お好みのものにしても。

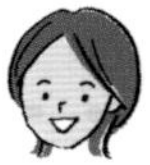

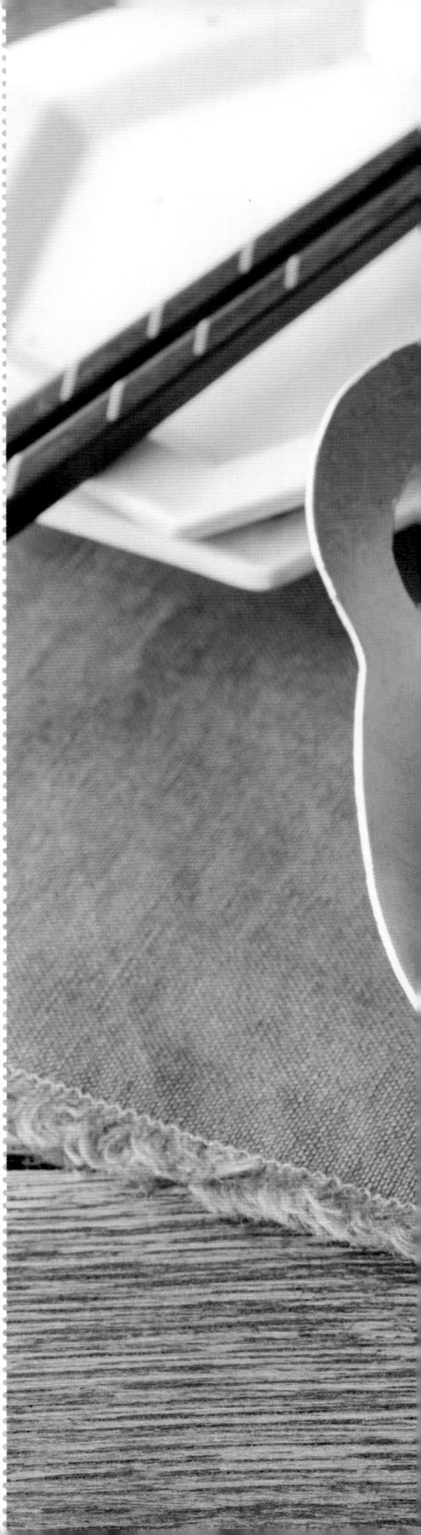

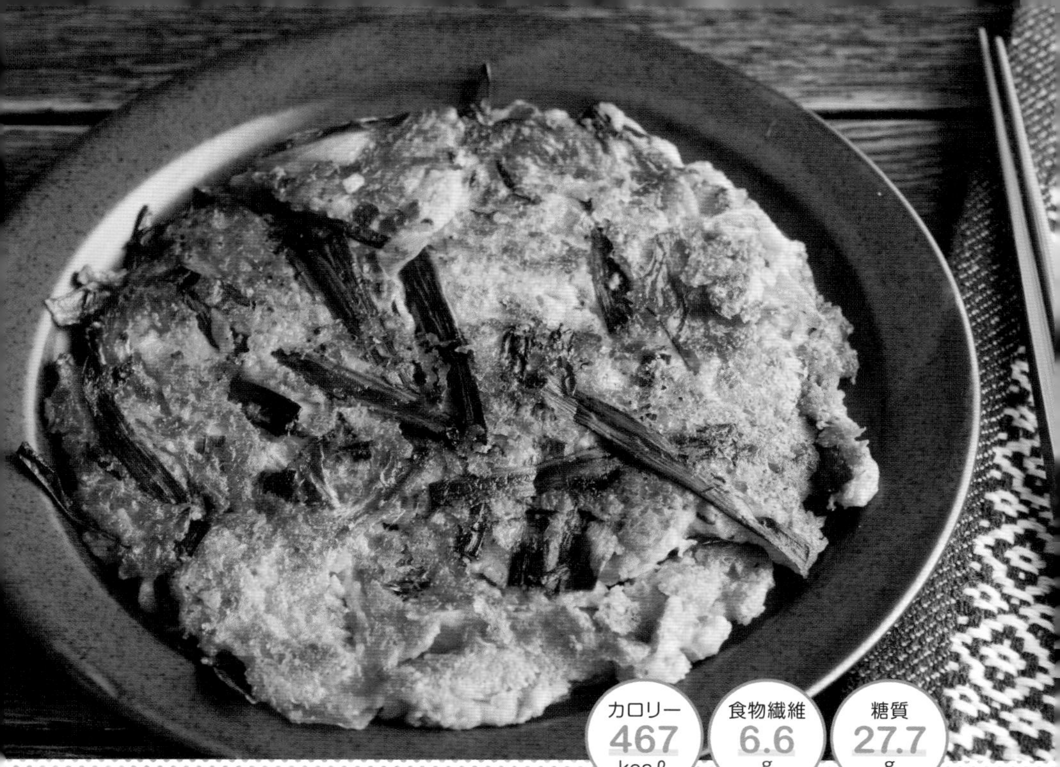

カロリー 467 kcaℓ

食物繊維 6.6 g

糖質 27.7 g

キムチチーズチヂミ

カリッとした食感で、キムチとチーズの相性バツグン

[材料／1人分]

オートミール（クイックオーツ）… 40g
水… 120㎖
A 卵… 1個
にら（長さ5cmに切る）… 1/2束分
ピザ用チーズ… 40g
キムチ… 50g
サラダ油（またはごま油）… 大さじ1/2

[作り方]

1 オートミールと水を耐熱容器に入れ、約30秒おいたあと、電子レンジで約1分30秒加熱する。

2 1とAをボウルに入れ、よく混ぜる。

3 フライパンにサラダ油を熱し、2を広げて入れて、強火で両面をしっかりと焼く。

キムチとチーズでしっかりと味付けされているので、タレは必要ありません。

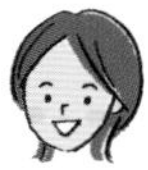

Column 4

オートミール風呂で、お肌がすべすべに

オートミールは食べるだけでなく、入浴剤としても使うことができます。海外では、肌トラブルがあったらオートミールバスに入るようにと、小さいころに言われているとか。

オートミールをガーゼでくるんで紐でしばったり、袋やネットに入れたりして、湯舟に入れるだけ。湯舟につかりながら、オートミールを揉むと、お湯が乳白色になり、少しぬめり気がでてきて、肌なじみがよく、すべすべになります。

オーツ麦エキスに抗炎症作用があるので、かゆみなどを抑えたり、乾燥肌に潤いを与えたりするとも言われています。

使うオートミールは、砂糖や味付き、添加物などが入っていない100%のものを選びましょう。

湯舟からでたら、軽くシャワーなどで洗い流してください。オートミール風呂は湯舟が滑りやすくなっています。またカスが出ることもあるので、排水溝のつまりに注意してください。追い焚きや残り湯を使っての洗濯などにはおすすめしません。

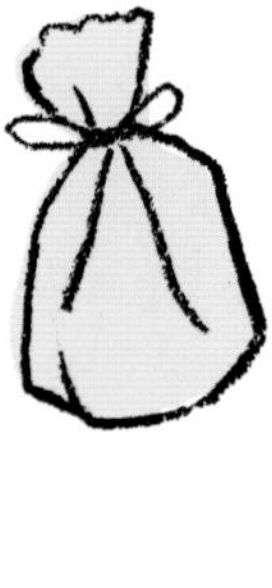

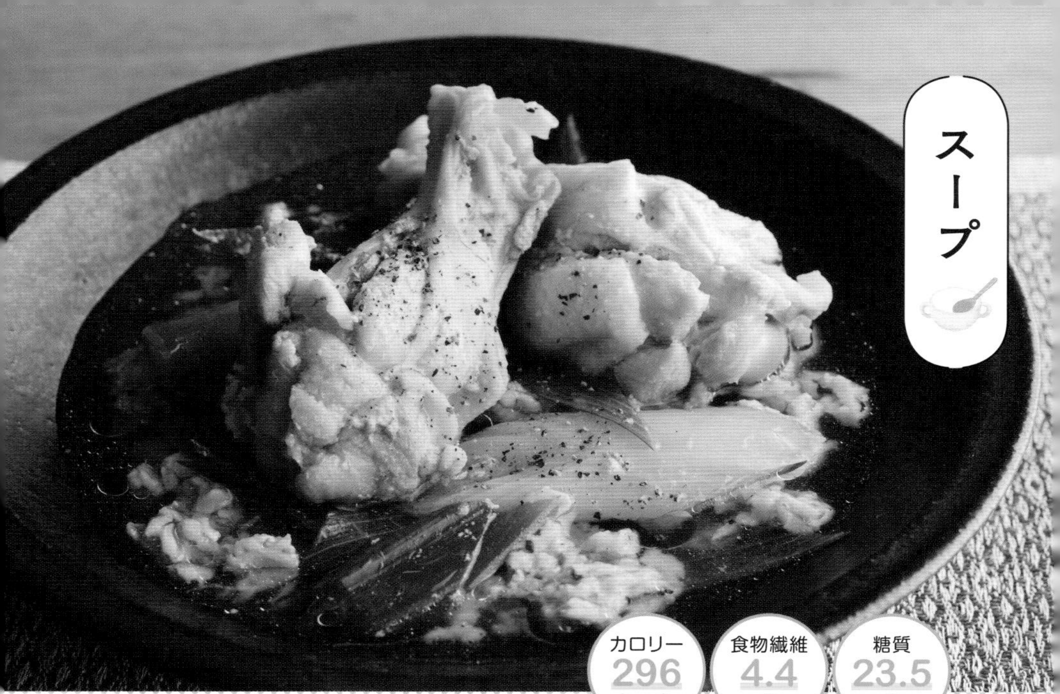

スープ

カロリー 296 kcaℓ

食物繊維 4.4 g

糖質 23.5 g

サムゲタン風スープ

手羽元肉で見た目も食べ応えもバッチリ

[材料／１人分]

オートミール（ロールドオーツ）…30g
水…50mℓ
鶏手羽元肉…２本
A 水…250mℓ
長ねぎ（斜め切り）…1/2本分
酒…大さじ１
顆粒鶏がらスープの素…大さじ1/2
しょうがチューブ…小さじ１
にんにくチューブ…小さじ１
塩…少々
ごま油…お好みで
こしょう…少々

[作り方]

1 手羽元肉は骨にそって、何か所か切り込みを入れておく。

2 鍋に１とAを入れて、手羽元肉にしっかりと火が通るまで煮込む。

3 オートミールと水を耐熱容器に入れ、約30秒おいたあと、電子レンジで約１分加熱する。

4 ３を器に盛り付け、２をかける。お好みでごま油とこしょうをふる。

手羽元肉の代わりに、ひと口大に切った鶏もも肉でもおいしく仕上がります。

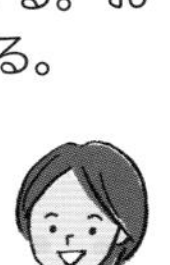

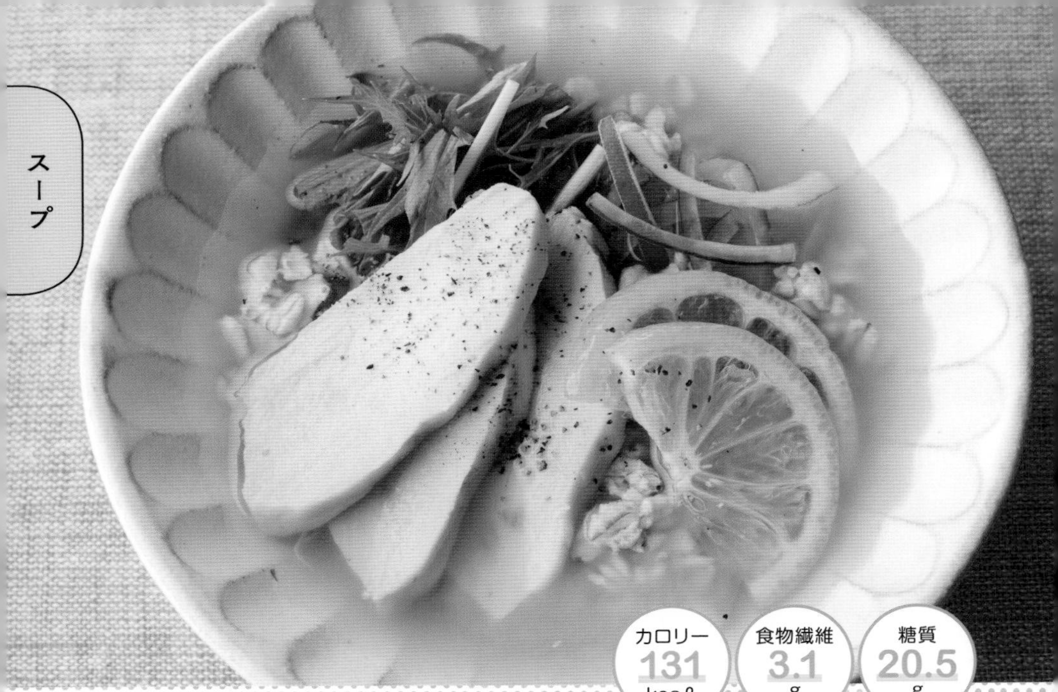

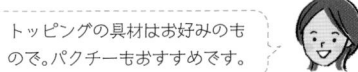

カロリー 131 kcaℓ　食物繊維 3.1 g　糖質 20.5 g

お手軽フォー風スープ

あっさりとした味付けはナンプラーが決め手

[材料／１人分]

オートミール（ロールドオーツ）…30g
水…50mℓ
A 顆粒鶏がらスープの素…大さじ1/2
　にんにくチューブ…小さじ１
　ナンプラー…小さじ1/2
熱湯…150mℓ
こしょう…少々

●**トッピング**

サラダチキン（市販品・切れてるタイプ）…３切れ
水菜…適量
紫玉ねぎ（スライス）…適量
レモン（輪切り）…１枚

[作り方]

1 オートミールと水を耐熱容器に入れ、約30秒おいたあと、電子レンジで約１分加熱する。

2 器に盛った1にAを入れて、熱湯を注ぐ。

3 トッピングをのせて、こしょうをふる。

トッピングの具材はお好みのもので。パクチーもおすすめです。

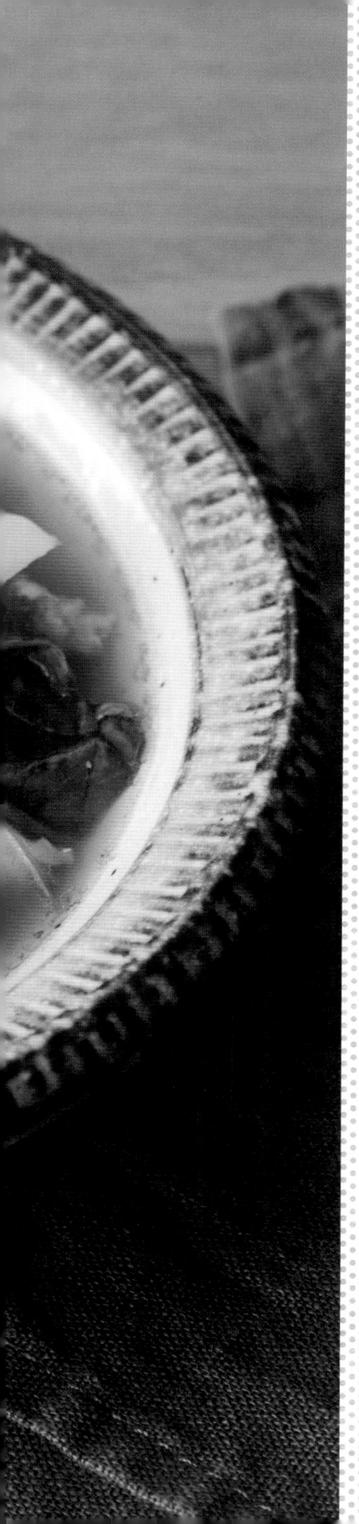

うま辛！ユッケジャンクッパ

具だくさんのうま辛な韓国スープごはん

［ 材料／２人分 ］

オートミール（ロールドオーツ）…30g
水…50㎖

A
- 牛バラ肉（食べやすい大きさに切る）…150g
- 水…500㎖
- にんじん（1cm幅に切る）…60g
- 大根（1cm幅に切る）…150g
- 小松菜（ざく切り）…70g
- もやし…50g
- 顆粒鶏がらスープの素…大さじ１
- ごま油…大さじ１
- 酒…大さじ１
- しょうゆ…大さじ１
- 砂糖…大さじ１
- コチュジャン…大さじ1/2
- 豆板醤…小さじ１
- にんにくチューブ…小さじ１

［ 作り方 ］

1 鍋にAを入れて、牛肉と野菜に火が通るまで煮る。あくは適宜とる。

2 オートミールと水を耐熱容器に入れ、約30秒おいたあと、電子レンジで約１分加熱する。

3 器に盛った2に1をかける。

豆板醤で辛さの調節をしてください。

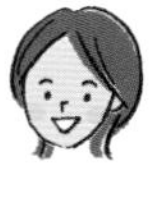

スープ

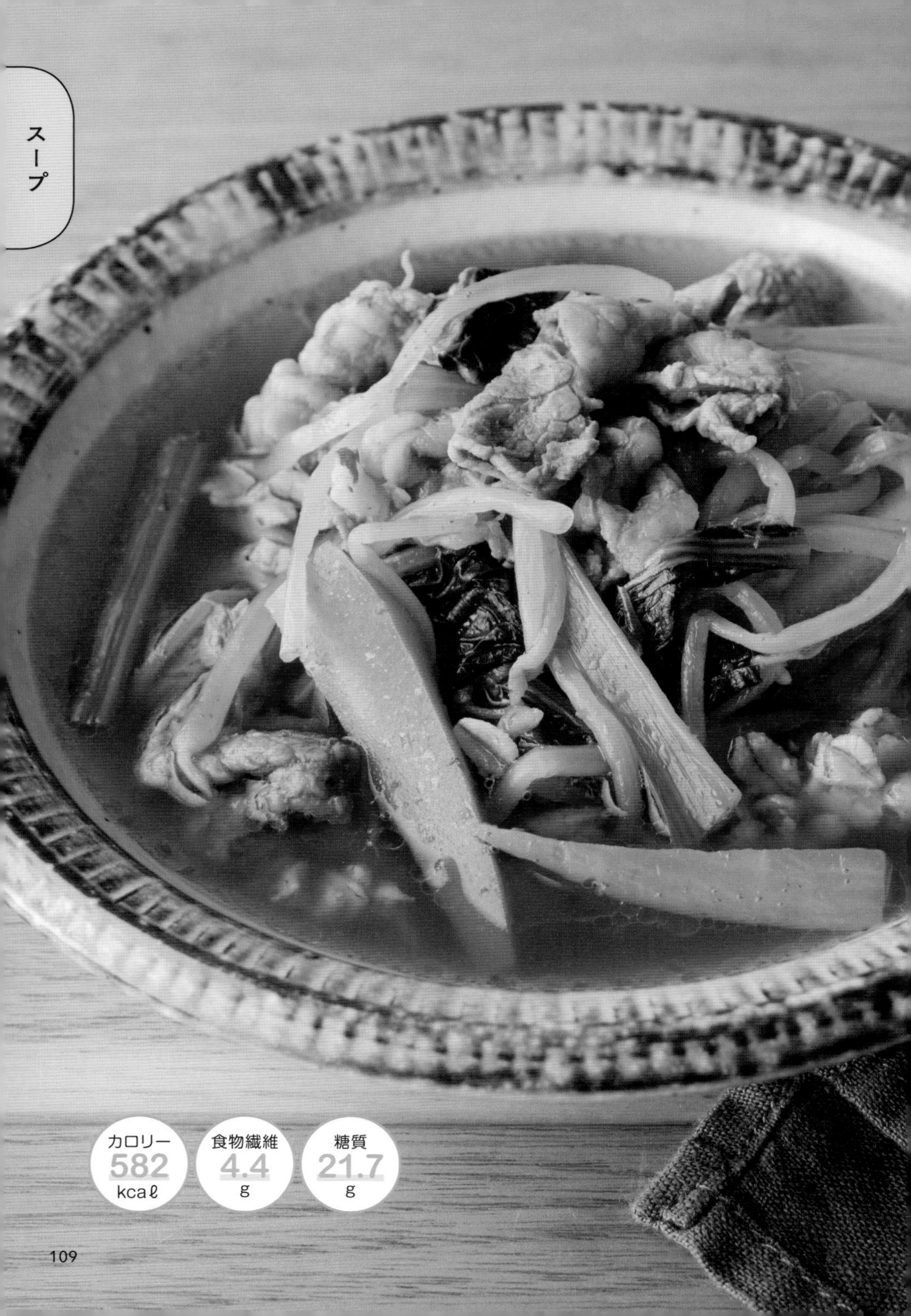

カロリー 582 kcaℓ

食物繊維 4.4 g

糖質 21.7 g

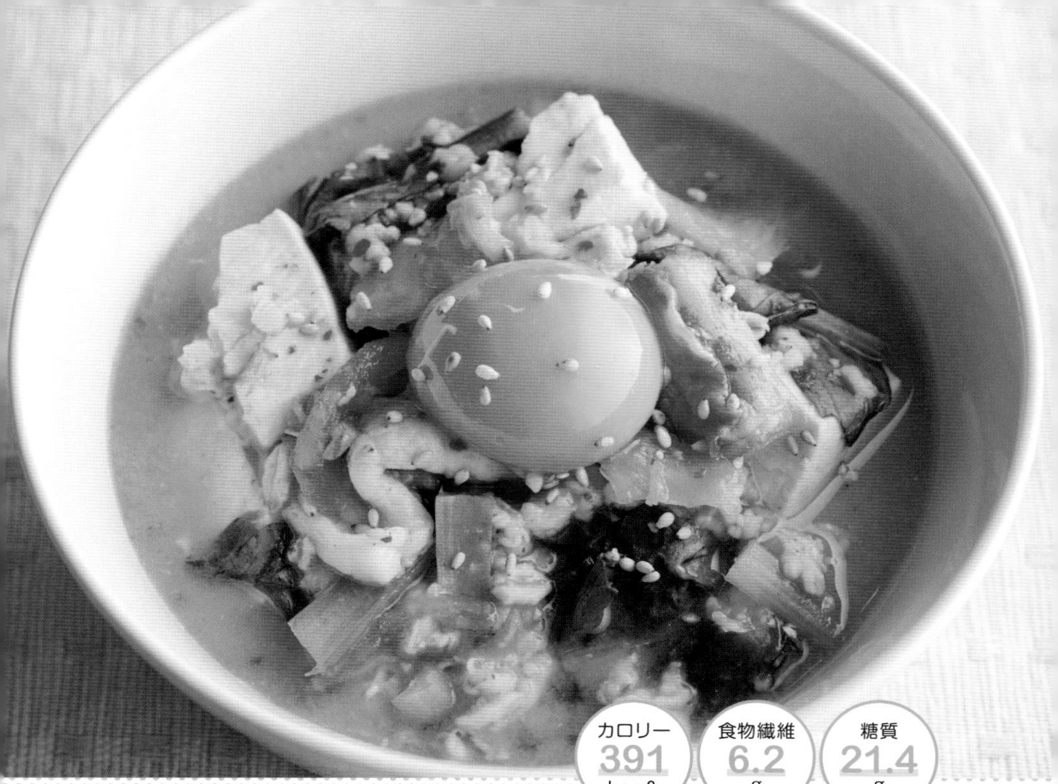

カロリー 391 kcal　食物繊維 6.2 g　糖質 21.4 g

たんぱく質たっぷりキムチスープ

キムチと小松菜がシャキシャキ食感

［ 材料／１人分 ］

オートミール（ロールドオーツ）…30g
小松菜（ざく切り・茎は細切り）…50g
豚肉薄切り（ひと口大に切る）…20g
キムチ…25g
木綿豆腐（手でほぐす）…130g
A 顆粒鶏がらスープの素…小さじ１
　にんにくチューブ…小さじ1/2
　水…200㎖
卵…１個
白いりごま…適量

［ 作り方 ］

1 深めの耐熱容器にオートミール、小松菜、豚肉、キムチ、豆腐の順に重ね、Aを入れる。電子レンジで３分加熱する。

2 全体をかき混ぜて、器に盛る。卵を割り入れて、ごまをふる。

鍋にすべての材料を入れて煮込んでもOK。野菜もお好みで。

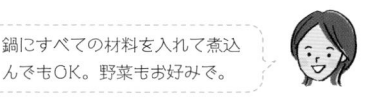

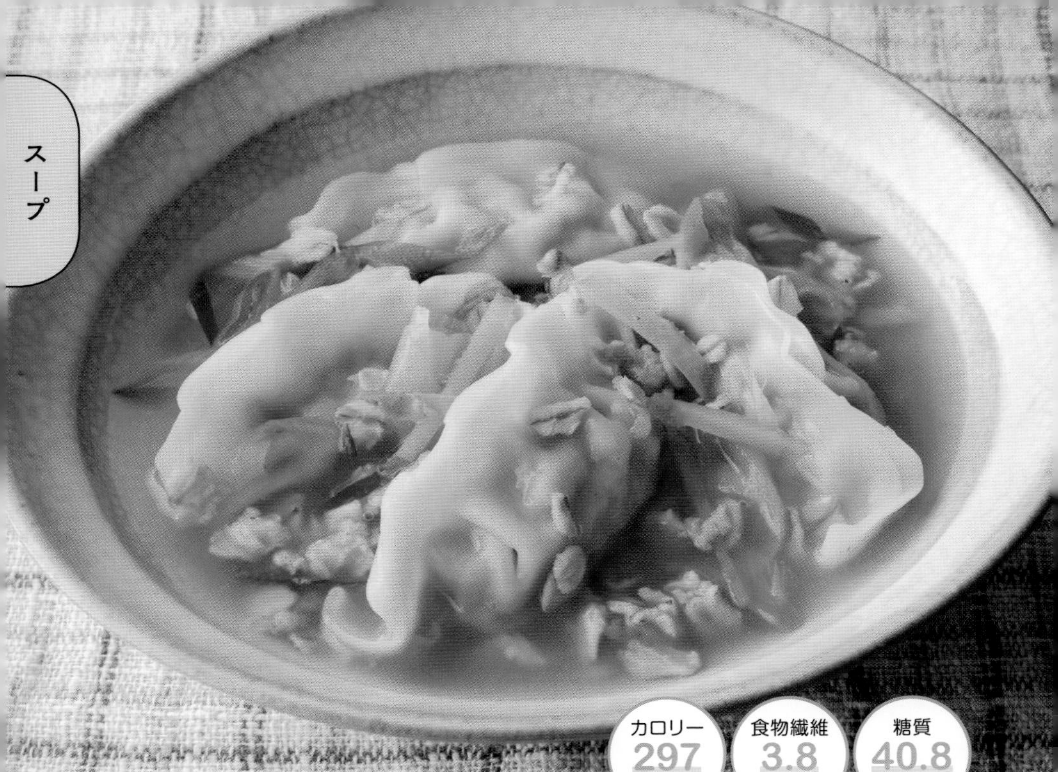

カロリー 297 kcaℓ　食物繊維 3.8 g　糖質 40.8 g

冷凍餃子のシャキシャキしょうがスープ

しょうがの香りと味がアクセントのスープ

[材料／1人分]

オートミール(ロールドオーツ)…30g

A
- 水…200mℓ
- 冷凍餃子…4個
- 長ねぎ(斜め切り)…30g
- しょうが(皮のまま細切り)…10g
- 顆粒鶏がらスープの素…小さじ1

[作り方]

1 鍋にオートミール、Aを入れて火をつけ沸騰させる。

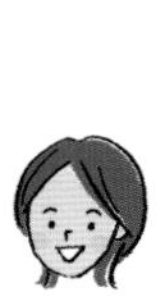

餃子は、冷凍でもチルドのものでもOK。水から入れて沸騰するころには餃子は食べごろになります。

スイーツ

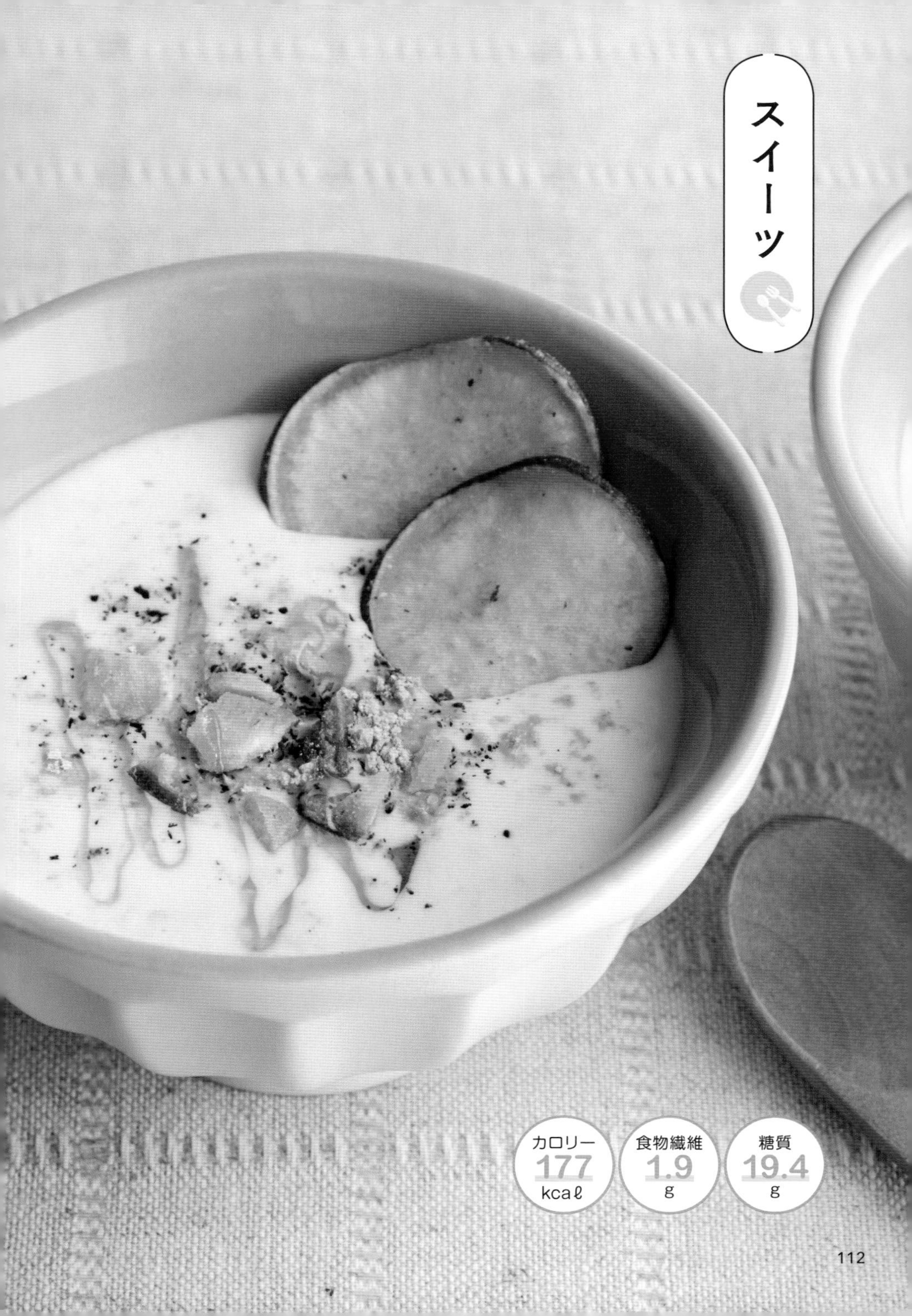

カロリー 177 kcalℓ

食物繊維 1.9 g

糖質 19.4 g

オーバーナイトオーツ

一晩おいておくだけの簡単スイーツ

[材料／1人分]

オートミール(クイックオーツ)…20g
ヨーグルト…50g
牛乳(豆乳、アーモンドミルクでも)…100㎖
●トッピング
さつまいもチップス…適量
きなこ…適量
黒すりごま…適量
はちみつ…適量

[作り方]

1 オートミール、ヨーグルト、牛乳を深めの器に入れてラップをし、冷蔵庫で一晩おく。

2 翌朝、お好みのトッピングを加える。

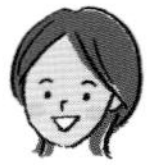

ブルーベリー、ラズベリー、バナナ、ナッツ、はちみつの組み合わせのトッピングもおすすめ。お好みのトッピングにしてください。

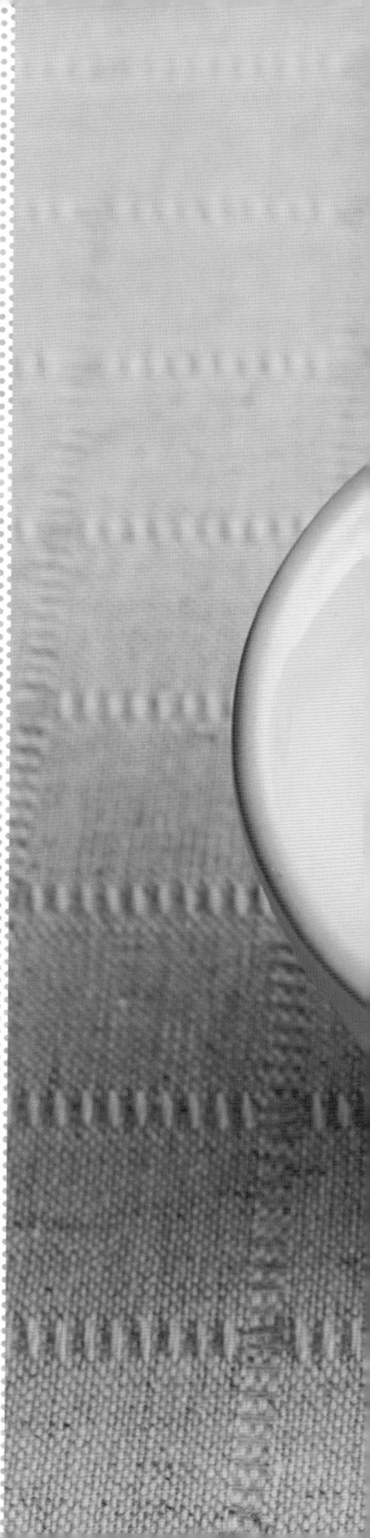

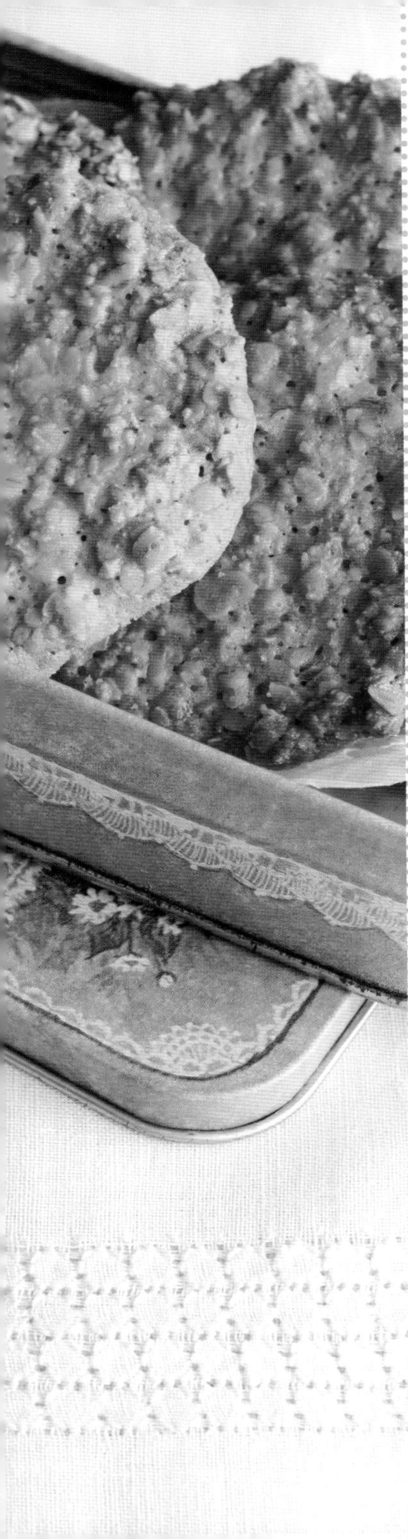

オートミール クッキー

ザクザクした食感で満腹感のあるクッキー

[材料／２人分／直径7cm × 10枚分]

オートミール（クイックオーツ）…60g
米粉（小麦粉でも）…20g

A
- ごま油…大さじ２
- 砂糖…30g
- 卵…１個
- バニラエッセンス…適量

[作り方]

1 ボウルにAを入れ、泡立て器でしっかり混ぜる。

2 1にオートミールと米粉を入れて、ヘラやスプーンなどでしっかり混ぜる。

3 天板にクッキングシートを敷き、その上にスプーンなどで生地を落とし、直径7cmほどに薄く成形する。170℃に予熱したオーブンで20分焼く。

時間が経つほどかたい食感になります。ザクザクが好きな場合は、しっかりと冷ましてから。

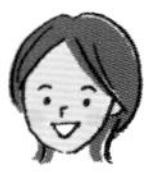

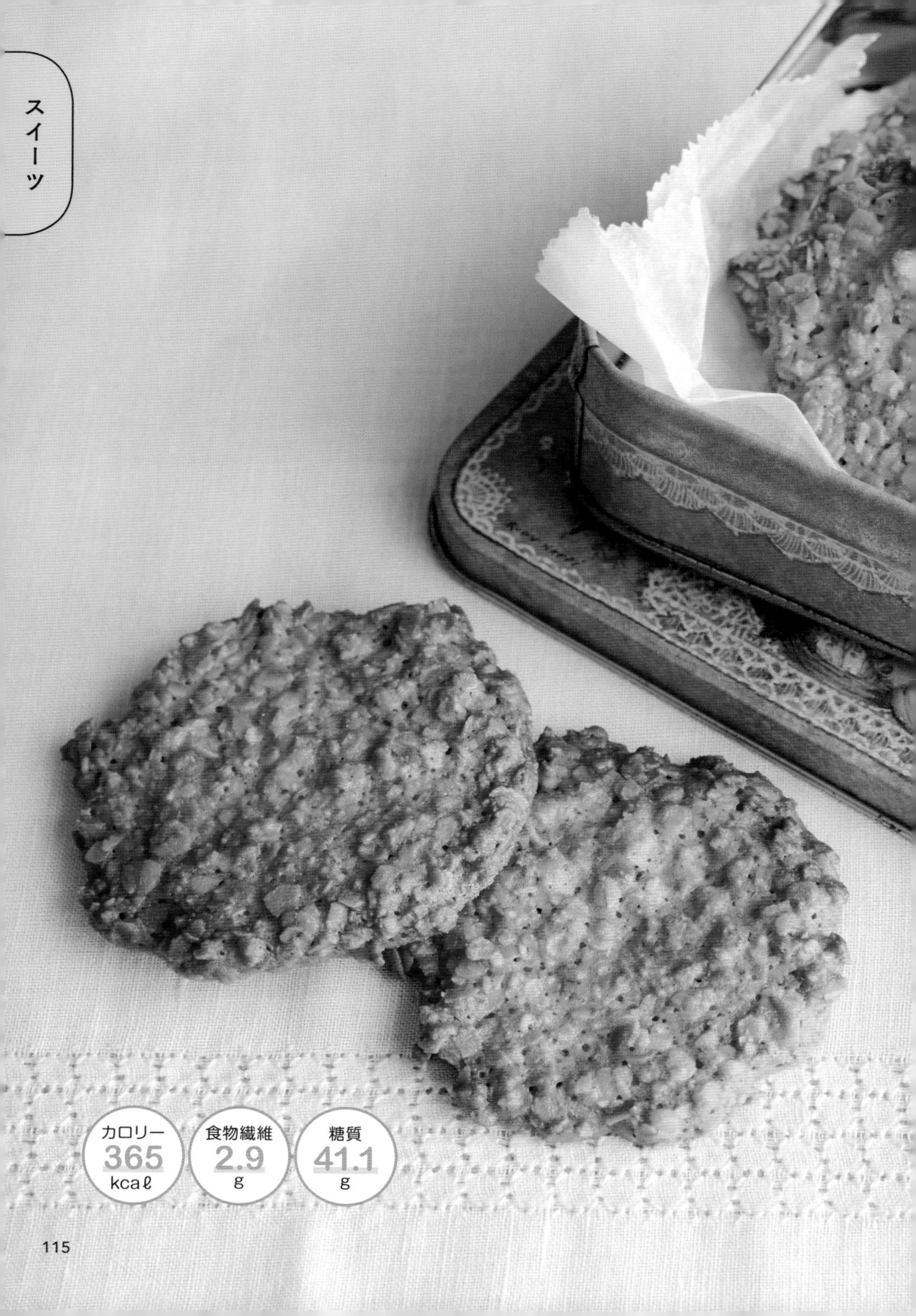

カロリー 365 kcaℓ
食物繊維 2.9 g
糖質 41.1 g

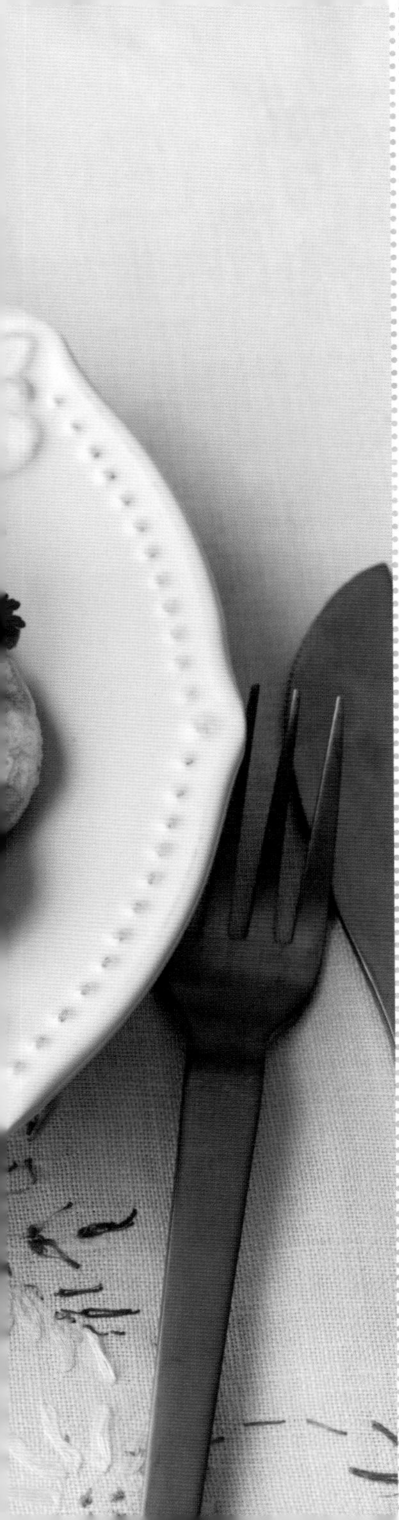

お豆腐パンケーキ

豆腐でカロリー控えめに

[材料／２人分／直径7cm × 14枚分]

オートミール（クイックオーツ）…60g
牛乳（豆乳、アーモンドミルクでも）…150㎖
絹ごし豆腐…150g
A　卵…２個
　砂糖…大さじ２
　塩…少々
　バニラエッセンス…適量
サラダ油…大さじ1/2

●トッピング
フルーツ…適量
はちみつ…適量
イタリアンパセリ…お好みで

[作り方]

1 オートミールと牛乳を耐熱容器に入れ、電子レンジで３分加熱する。

2 豆腐を加え、しっかりつぶしながら泡立て器でよく混ぜる。

3 2にAを入れてかき混ぜる。

4 熱したフライパンにサラダ油を入れて、7cmくらいの小さめサイズに生地を広げ中火で片面をしっかりと焼く。焼けたら裏返して蓋をして、弱火にし火が通るまで蒸し焼きにする。

ふわふわでやわらかい生地なので、フライ返しにのるくらいの小さなサイズにすると、うまく裏返すことができます。

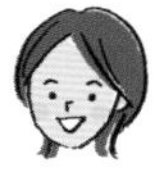

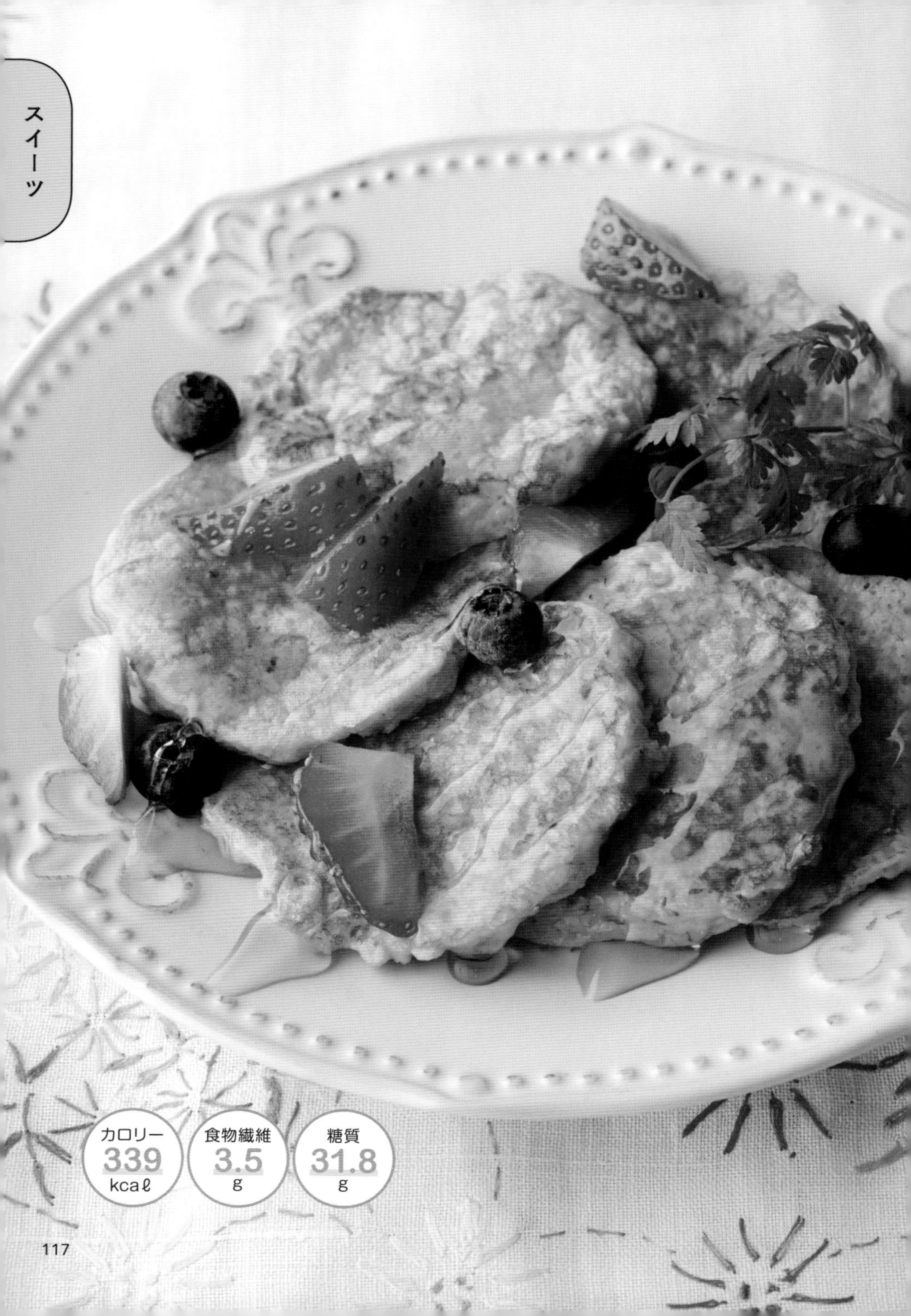

カロリー 339 kcaℓ

食物繊維 3.5 g

糖質 31.8 g

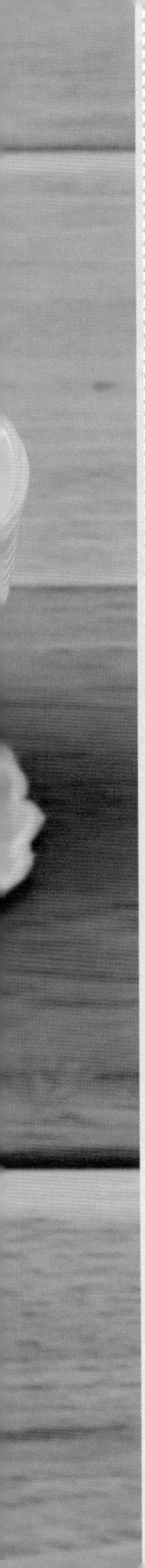

a ブルーベリーヨーグルトのスムージー

ブルーベリーの色味がきれいなスムージー

[材料／1人分]

オートミール(クイックオーツ)
…10g
水…50mℓ
A
冷凍ブルーベリー…50g
ギリシャヨーグルト…50g
牛乳…100mℓ
はちみつ…小さじ1

[作り方]

1 オートミールと水を耐熱容器に入れ、電子レンジで約1分加熱し、冷ましておく。

2 1とAをミキサー（ブレンダー）で攪拌してグラスに注ぐ。

※加熱したオートミールが冷めきっていないときは、必要に応じて氷を入れる。

オートミールを入れることで、とろみのあるスムージーになります。

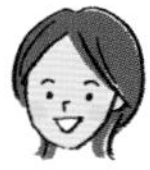

b 飲めるレアチーズケーキのスムージー

まるでケーキのような味のスムージー

[材料／1人分]

オートミール(クイックオーツ)
…10g
水…50mℓ
A
レモン汁…大さじ1
クリームチーズ…55g
牛乳…50mℓ
砂糖…大さじ1
ミント…お好みで

[作り方]

1 オートミールと水を耐熱容器に入れ、電子レンジで約1分加熱し、冷ましておく。

2 1とAをミキサー（ブレンダー）で攪拌してグラスに注ぐ。ミントをのせる。

※加熱したオートミールが冷めきっていないときは、必要に応じて氷を入れる。

冷凍のスライスレモンを入れて攪拌すると、よりレモンの風味と食感を感じることができます。

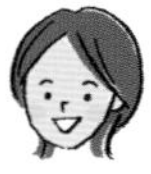

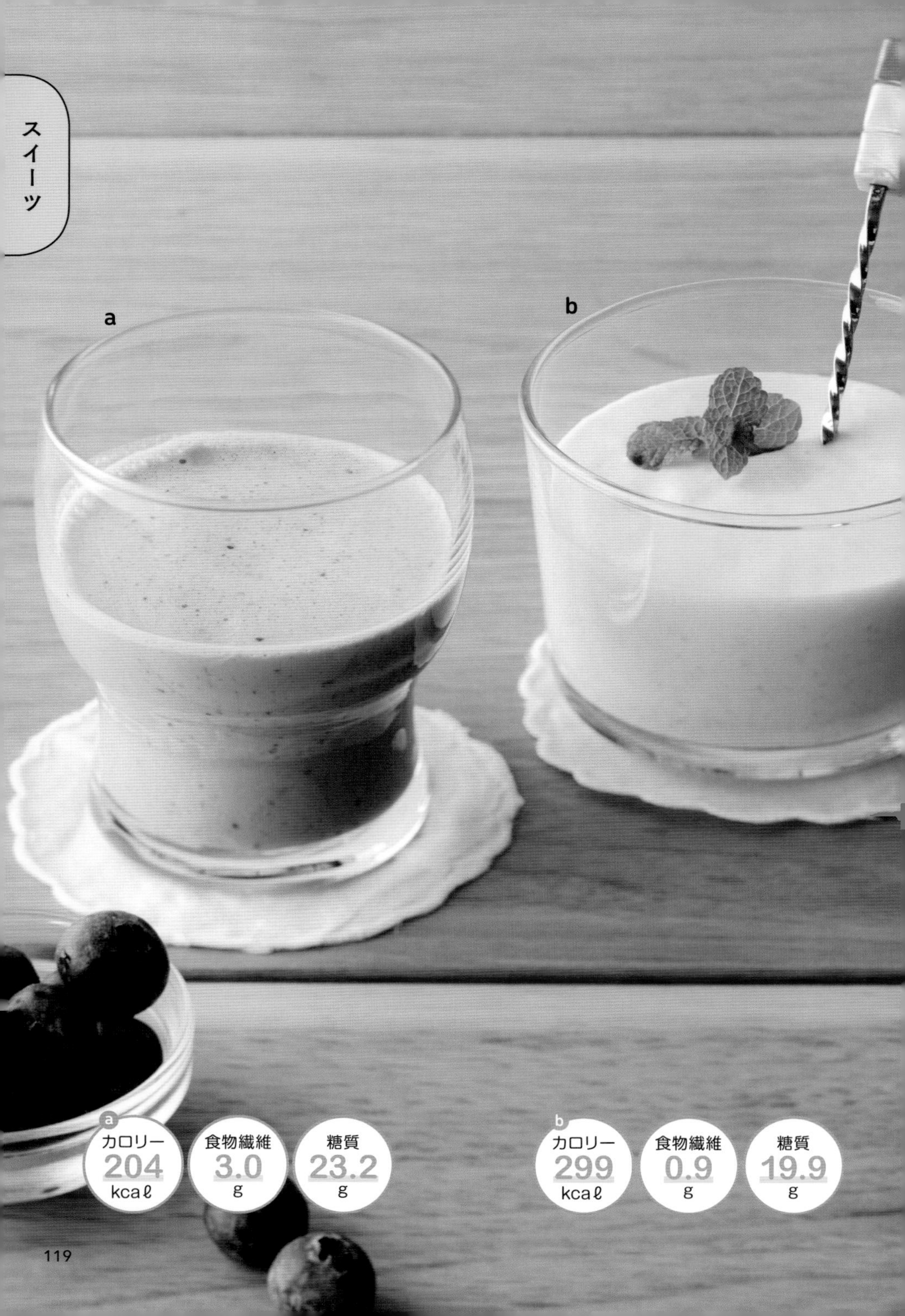

a

b

a

カロリー	食物繊維	糖質
204 kcaℓ	3.0 g	23.2 g

b

カロリー	食物繊維	糖質
299 kcaℓ	0.9 g	19.9 g

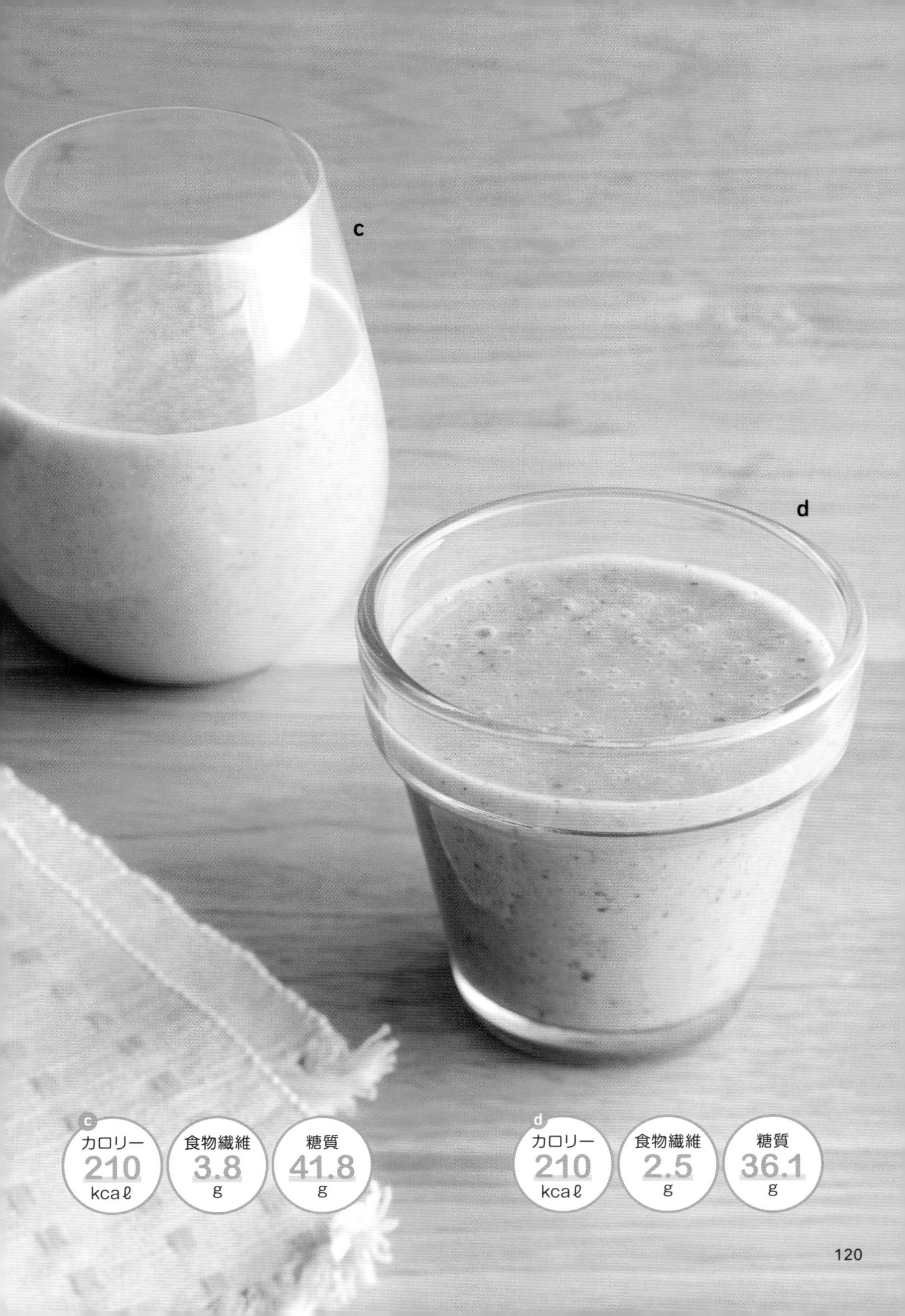

c
カロリー 210 kcaℓ
食物繊維 3.8 g
糖質 41.8 g

d
カロリー 210 kcaℓ
食物繊維 2.5 g
糖質 36.1 g

c にんじんとりんごのスムージー

にんじんとりんごでさらに食物繊維がUP

[材料／1人分]

オートミール（クイックオーツ）
…10g
水…50mℓ

A
- にんじん（ざく切り）…50g
- りんご（ざく切り）…90g
- はちみつ…大さじ1
- 牛乳…50mℓ
- 水…100mℓ

[作り方]

1 オートミールと水を耐熱容器に入れ、電子レンジで約1分加熱し、冷ましておく。

2 1とAをミキサー（ブレンダー）で攪拌してグラスに注ぐ。

※加熱したオートミールが冷めきっていないときは、必要に応じて氷を入れる。

にんじんとりんごは多少粒感のある方が、飲みごたえのあるスムージーになります。

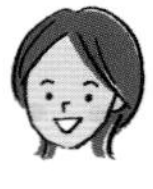

d 小松菜とバナナのスムージー

バナナの風味がほどよいスムージー

[材料／1人分]

オートミール（クイックオーツ）
…10g
水…50mℓ

A
- 小松菜（ざく切り）… 30g
- バナナ（輪切り）…90g
- 牛乳…100mℓ
- はちみつ…小さじ1

[作り方]

1 オートミールと水を耐熱容器に入れ、電子レンジで約1分加熱し、冷ましておく。

2 1とAをミキサー（ブレンダー）で攪拌してグラスに注ぐ。

※加熱したオートミールが冷めきっていないときは、必要に応じて氷を入れる。

小松菜の苦みをバナナとはちみつの甘味で飲みやすくしています。

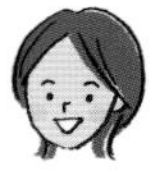

オートミール Q&A

オートミールを食べるときに
気になることにお答えします。

Q

食べたら、すぐに痩せられますか？

A

効果がでるまでに個人差があります。１週間程度ですぐに体重が落ちる人もいれば、少し時間のかかる人もいます。食物繊維などにより腸内環境がととのうのに時間がかかります。しばらく続けてみましょう。

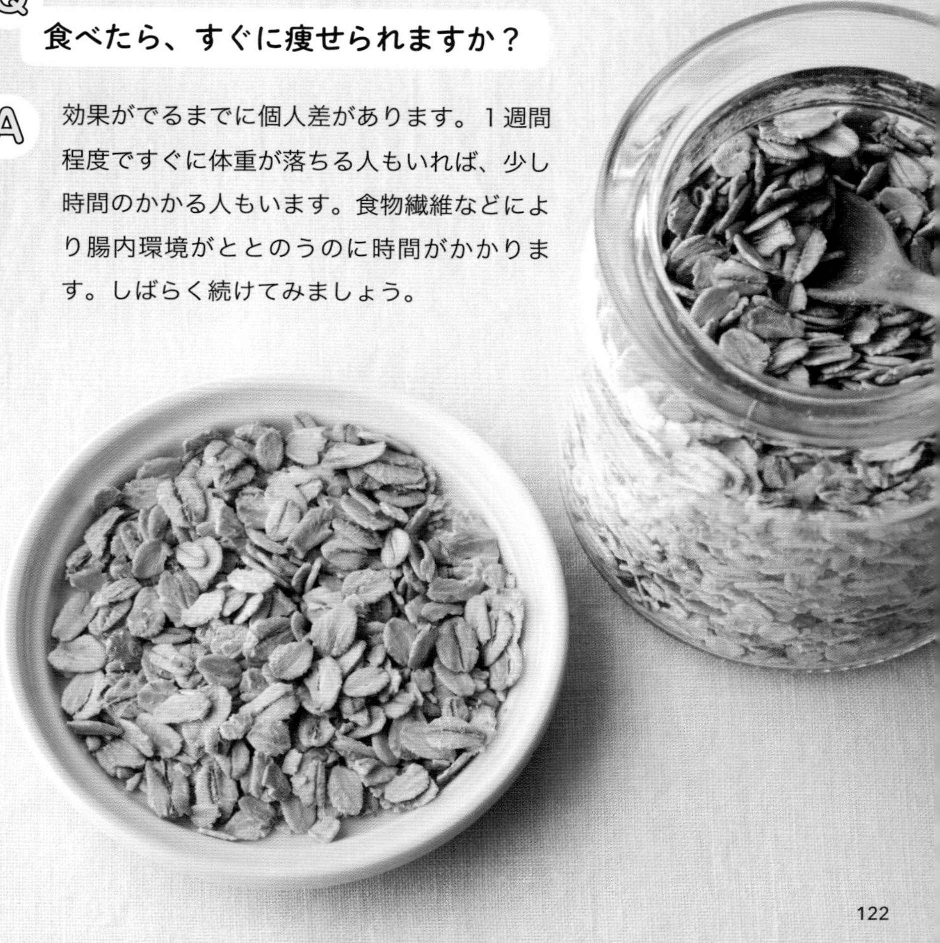

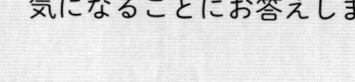

Q 普段、炭水化物を抜く生活をしています。オートミールを食べたら太りますか？

A 普段、炭水化物を抜いて糖質オフをしている人が、オートミールを毎食食べると体重は増加すると思います。なぜならオートミールには糖質が含まれているから。普段から極端な糖質制限をしている人が食べると、糖質の増加の影響が大きいかもしれません。

Q 穀物の香りや味が苦手です…。

A オートミールは白米に比べて穀物の香りが強いので、最初は苦手と思う人が多いです。はじめは、味付けを工夫してみましょう。本書は、なるべく食べやすいようにいろいろ味付けをしたレシピを紹介しています。

Q オートミールの分量を調整してもいいですか？いきなり全量をオートミールにしたら食べにくかったので…。

A もちろん、お好みで調整をしてください。1食に30gが目安ですが、いきなり30gのオートミールを食べると、穀物感が強くて食べにくい、お腹がゆるくなってしまうことなどがあります。最初は、少なめの分量からはじめてみるといいでしょう。味に慣れてきたら、オートミールの量を少しずつ増やしていくといいでしょう。

Q

お米を炊くときに、雑穀米のように混ぜて炊いてもいいですか？

A　いっしょに炊くと、白米の水分量で炊かれてしまうので、仕上がりがべちゃっとしたものになります。電子レンジで1分〜1分30秒の加熱で作れるので、オートミールのみでふやかしてから白米を混ぜることをおすすめします。

Q

どんな味付けがおいしいですか？

A　なんでも合います。オートミールそのものは無味なので、塩味、辛味、甘味、酸味となんでもOK。特にトマト味、チーズ味がおすすめです。食べやすい、お好みの味をみつけてください。

Q

3食をオートミールに置き換えてもいいのですか？

A　栄養価の高いオートミールへの置き換えがおすすめですが、毎食オートミールにこだわりすぎずに、全粒粉パン、もち麦などいろいろな食材にしてもよいでしょう。また、1食に30gのオートミールを食べる場合は、栄養が偏らないようにおかず、サラダ、スープなどで調整をしましょう。

Q オートミールは、病気のときに食べてもいいのですか？

A 見た目がお粥のようになるので、病気のときに食べるとよさそうに思えますが、食物繊維が豊富なので消化に時間がかかります。とくに風邪、胃腸炎などのときには、胃腸に負担がかかるのでオートミールはおすすめできません。

Q グラノーラやコーンフレークのように甘くしてもいいですか？

A オートミールは甘い味付けでも合います。はちみつ、砂糖などで甘くして食べるのは海外ではポピュラー。ただし糖質もあがってしまうので、カロリーゼロ甘味料などにするといいでしょう。

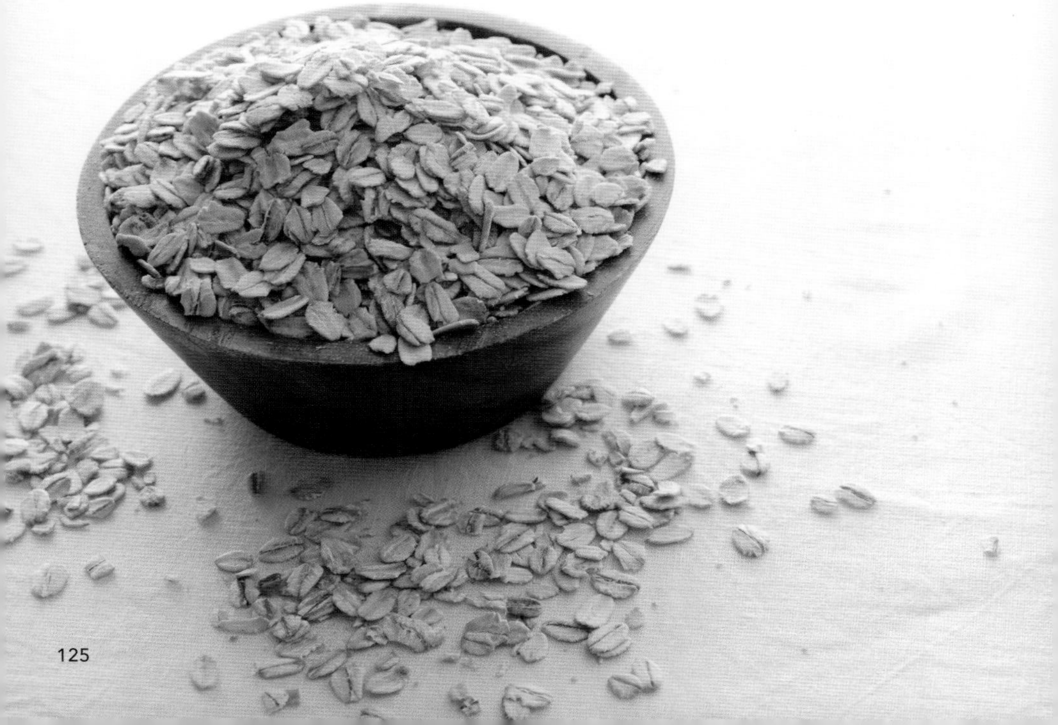

おわりに

腸は「食べ物を消化、吸収、排泄する臓器」というのが従来の考え方でしたが、近年の研究で腸内環境が生活習慣病や免疫力、がん、認知症、うつなど肉体面、精神面だけでなく美容面にまでも影響している重要な臓器だということがわかってきました。そして、その質を食事などの生活習慣によって自分で変えることができる臓器でもあるのです。ストレスや偏った食生活によって腸内環境が悪化しがちな現代人ですが、気づいたときから腸活をすれば必ず効果がでてきます。

腸活は継続することが重要。ストレスは腸の大敵です。腸活をすることがかえってストレスになるようでは本末転倒です。肩の力を抜いて、自分の生活に取り入れられることからはじめてみてください。おなつさんのレシピは簡単で無理なく続けられるものばかりです。

どうぞこの本のレシピを参考に、毎日の食事を楽しみながら腸活をはじめましょう。

監修　工藤《くどう》あき

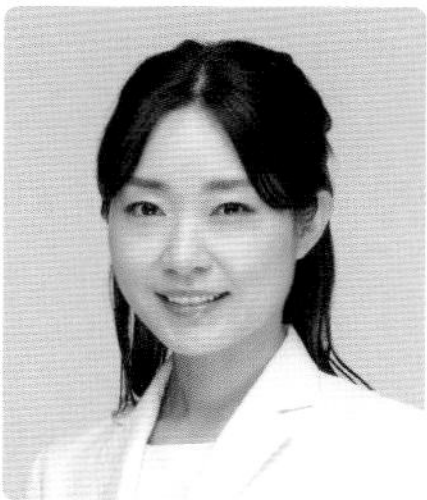

福岡県みやま市にある工藤内科 副院長。一般内科医として地域医療に貢献する一方、消化器内科医として、腸内細菌・腸内フローラに精通、腸活×菌活を活かしたダイエット・美肌・エイジングケア治療にも力を注いでいる。また、漢方医として「植物由来で内面から美しく」をモットーに、日本でのインナーボタニカル研究の第一人者としても注目されている。テレビ、書籍、雑誌監修などメディア出演多数。著書に『からだが整う水曜日の漢方』（大和書房）、監修書に『腸活 オートミール弁当』（池田書店）、『医師が教える“デブ腸”を“やせ腸”に変える50の法則』（学研プラス）などがある。その美肌から「むき卵肌ドクター」の愛称で親しまれている。2児の母。

自分自身が変わるきっかけは人それぞれ。私の場合は、オートミールでした。

オートミールを食べはじめてからは、ダイエットも続き、腸にもよい影響があり、普段から健康に気をつけようという意識に大きく変わりました。

私が「オートミールの魅力をもっと多くの人に広めたい！」と続けているInstagramでは、「苦手だったオートミールが大好きになりました」「いっしょにダイエットをしている気分になり、楽しくオートミール生活を続けています！」というメッセージやコメントをいただいており、とても励みになっています。

もともと面倒臭がりな性格のため、料理は苦手。そんな私がオートミールレシピの投稿を続けてこられたのは、いつも見てくれているフォロワーのみなさんがいたからです。

今後もInstagramでオートミール仲間のみなさんと交流を深めたいです！　一緒にオートミールライフを楽しみましょう♪

レシピ　**おなつ**

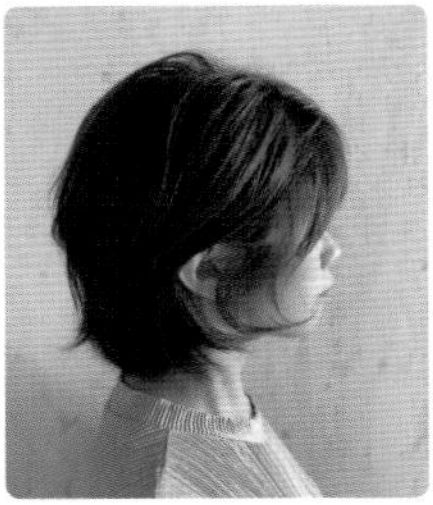

OATMEAL LIFE

1988年生まれ。身長160cm。結婚後に太りはじめ、第一子出産後に70kg目前の体重に。産後にダイエットするもなかなか痩せず、太っていることに負い目を感じて過ごすのが嫌になり、人生最後のダイエットを決意。たまたまスーパーで見つけたオートミールに興味を持ち、食べはじめて6ヶ月で7キロのダイエットに成功。料理が苦手でも、簡単に、飽きずに食べ続けられるようなオートミールレシピを発信中。オートミールや低糖質を意識したダイエット情報をInstagramで発信したところ、フォロワー15万人のインスタグラマーに。『腸活 オートミール弁当』（池田書店）にレシピを提供。
instagram@oatmeal_life_0413

●デザイン
佐久間勉　佐久間麻理（3Bears）

●撮影
原ヒデトシ

●調理、栄養価計算
中村りえ（エミッシュ）

●スタイリング
小川雅代（Love Table Labo.）

●イラスト
古賀ようこ

●校正
聚珍社

●編集協力
石島隆子

●撮影協力
日本食品製造合資会社、こめたつ

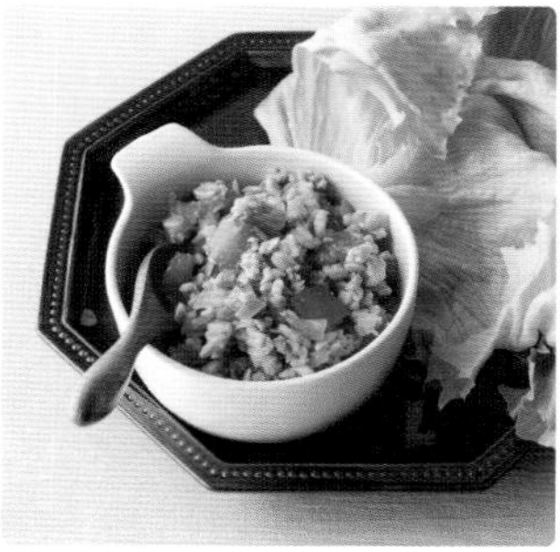

腸活
オートミールレシピ

監修者　工藤あき
レシピ　おなつ
発行者　池田士文
印刷所　三共グラフィック株式会社
製本所　三共グラフィック株式会社
発行所　株式会社池田書店
〒162-0851　東京都新宿区弁天町43番地
電話03-3267-6821(代)／振替00120-9-60072

落丁・乱丁はおとりかえいたします。

ISBN978-4-262-13060-6

22064008